Passengers

過ぎ去りし人たちへのレクイエム

桂 真風
KATSURA MAJI

幻冬舎 MC

Passengers

過ぎ去りし人たちへのレクイエム

1 Passengers――過ぎ去りし人たちへのレクイエム

2 桜の散る頃に

7 **戦争の記憶**

8 **桜真風**

9 **長い付き合いやから**

10 **画竜点睛**

1　Passengers
――過ぎ去りし人たちへのレクイエム

医療者は脇役

I

いつの間にか、眠っていた。

終着駅が近いことを告げるアナウンスが流れている。

列車の速度が落ち、レールの連結部を越える音の間隔が次第に延び、まるで生命の終わりを告げる心拍モニター音を聞いているかのような錯覚に陥る。

車窓には夕闇に包まれる風景が広がり、遠くに見慣れた街並みが見えてきた。

医者になって幾度となく通ったこの道、東京の往き帰りは新幹線に決めていた。たっぷり読書できることが魅力だった。

やがて乗り換え案内が英語に変わった。

「passengers going――」、いつもこの言葉が妙に耳に残る。

passengerとは旅客、同乗者、通行人。

医療者は患者の人生という列車に乗り込み、やがて下車していく。

一方、医療者の前には多くの患者が現れ、やがて去っていく。

患者が主人公である人生という劇の終幕に現れる医療者は脇役であり、一人のpassengerであるが、その交差した時間の中ではいろいろな物語が織り成される。

自己防衛

目が醒めたのは医局のソファーだった。

ソファーは硬くて、目覚めると体のあちこちが痛んで、疲れがとれた気はしない。家と違って眠りは浅く、少しの物音、例えば掃除のおばさんの歩く音、他の医局のドアが閉まる音でも目を覚ましてしまう。

この日は廊下を走る足音だった。

外科医になって14年、主治医の場合はもちろん、主治医でなくとも執刀《しっとう》すれば必ず病院に泊まってきた。泊まっているからといって四六時中ベッドサイドにつきっきりというわけではなく、医局や当直室にいて病棟や主治医からの報告を受けて指示したり、必要があれば病棟に上がって診察する程度である。

落ち着いている日は、電話がかかってこないこともある。

手術全例で泊まる必要はないが、帰宅することに後ろめたさ、不安を感じてしまう。泊まるのは「患者のため」が表向きの理由であるが、患者と近い空間にいて自分の不安を和らげ、何か起こった時に不在を責められたくないという自己防衛が本当の理由であることはわかっている。

目覚めてしばらくは自分がどこにいるのか、何曜日なのかもわからない。

時間が経つにつれ、医局棟の廊下を歩く音やドアの開け閉めの音が増えてくる。

私はぼんやりと医局の天井を眺めていた。次第に記憶がよみがえってくる。

出血は、リークは、呼吸状態は……。少しずつ思考回路がつながっていくと共に、眠っている間に何か起こらなかっただろうかという不安が頭をもたげてくる。

不安の解消法

外科医はいつも何かしら不安を抱えている。

自信たっぷりで何の不安もない外科医もいるかもしれないが、それはごく少数だと思う。出血が多い、空気漏れが止まらない、創《きず》の治りが悪い、呼吸状態が思わしくない、再発の兆候がある等々、心配の種は尽きない。

眠っていた数時間分の不安がうねりのように押し寄せ、電話に気付かなかったのではという不安にも怯《おび》える。

これらの不安の解消法は一刻も早く現場に行くことである。私は冷蔵庫のオレンジジュース一本を飲み干し、ソファーを片付け、顔も洗わず歯も磨かず、脱ぎ捨てていた白衣をひっかけて医局を出た。

白衣のポケットには酸素飽和度計、マニュアル本、メモ、筆記具が押し込まれ、ずっしりと重たい。左ポケットには本が突っ込まれていて右より重く、歩いていると左襟《えり》が落ちていくので歩きながらボタンをとめる。

机の上に置いていた聴診器は首にかける。

これは今ではありふれた光景であるが、学生時代には軍医出身の教授から「聴診器はネックレスではない」と、こっぴどくどやされた。軍医上がりの教授は問答無用であり、それを許す威厳を漂わせていた。

看護学生

医局棟の外に出ると初夏の陽射《ひざ》しがまぶしい。朝の風はまだひんやりとしていて、見上げた空は青く澄み渡り、小さな白い雲が浮かんでいる。

いつの間にか空を見上げることも、雲の形を追うことも、好きだった星を見ることもなくなり、目線はいつも水平から下向きであることに気付く。

教科書を白衣の胸に抱いた看護学生の集団が元気よく通り過ぎ、病院に向かう人の波は舳先でかき分けられるように左右に分かれていく。

すれ違いざま私と目が合った彼女たちは、一様に大きな声で元気よく「おはようございます」と挨拶してくれる。

さわやかな匂いが漂い、一陣の風が吹き抜ける。

私は自分にではなく、この白衣に挨拶をしているのかな、と少し皮肉っぽく考えながら、その一方で何となく気恥ずかしくて、会釈か、ぼそぼそと相手に聞こえないような「おはよう」を返す。

看護学生に病棟で接する機会があるが、彼女たちは受け持ちの患者に熱心に声をかけ、時に私を鋭い質問ではっとさせ、たじろがせる。

彼女たちは右手にボールペン、左手にノートをしっかりと持ち、こちらの一言一句を聞き逃すまいと真剣なまなざしで見つめてくる。その圧倒的な迫力に押され、私は彼女たちの質問についつい熱心に答えてしまう。

病院への道沿いには花が咲き、蝉がうるさいほどに鳴いている。鳴き声からするとミンミン蝉だろうか。吹く風もまだ夜明けの余韻を残し、木々の匂いを含んで気持ちがいい。

病院の玄関で私の患者を受け持っている看護学生と一緒になる。

「おはようございます」と、彼女ははにかむように私に挨拶した。

「ああ、おはよう」と小さな声で挨拶を返しながら、私はそっと彼女を見た。そこには生命力に溢れる女性がいた。

看護学生が担当した患者さんが生き生きしてくると実感することが多い。彼女らは実によく患者さんの話を聞き、時には手を握り、処置もたどたどしいながら熱心に行なう。何よりも同じ目の高さで接している。

受け持ちになった患者さんと過ごす時間が長く、とにかく一生懸命なので、その熱意、生命力が乗り移るのかなと思う。

生と死の狭間の世界

ちょうど出勤・通学時間で学生、OL、会社員も道を急ぎ、ざわめきと靴の音に混じり、少し離れた私鉄の駅から電車の止まる音、発車のベルの音が聞こえ、当たり前の日常が目の前に展開されている。

しかしエレベーターで5階に上がり、病棟のドアをくぐると雰囲気は一変する。

エレベーターが運んできた外界の空気は一瞬のうちに病棟の空気に飲み込まれてしまう。

ここでは非日常である「病気であること」が当たり前。今までそんなことを思ったことはなかったが、この日はなぜか強く感じた。

ここでは病気や死は生と同様に日常となっている。

生と死の世界を行き来し、人の運命を予《あらかじ》めいくばくか知り、ある程度変え得る立場にいる我々はいったい何なのだろうか。ひょっとすると現代の我々の方が、いにしえの呪術師よりも呪術師に近いのではないだろうか。

術後回復室に向かいながら私はそんなことを考えていた。

看護師が忙しく病棟内を行き来している。

深夜勤務の看護師は仕事を片付けようとし、日勤の看護師はその日の仕事の確認と準備に追われている。

この時間帯に指示を出すと「きっ」と睨まれるか無視される。

廊下を胸腔《きょうくう》ドレーン（肺と胸壁の間の空間に挿入するチューブ）がつながった箱を持った患者が点滴棒にすがるようにして歩いている。尿をためる袋をぶらさげて歩く人も病衣がはだけている若い女性も気にする様子はない。普段なら恥ずかしいと思うことが、ここでは麻痺《まひ》してしまっている。

病棟に存在するのは患者と医療関係者の2種に色分けされた人間である。退院の日に患者の普段着の姿を見て違和感を覚えるのはそのためだろう。

ここでは個人が失われ、患者として総括《そうかつ》され、知らず知らずのうちに自分の中でも、そのような図式ができていることに気がつく。

509号室の前を通り過ぎる。

この部屋の今の住人は肺癌の末期で、まもなく死を迎えようとしている。ドア1枚向こうは黄泉《よみ》の国の暗闇《くらやみ》が支配しつつある空間であるのに、なぜこちらはこんなに明るいのだろう。

病院は、この世から黄泉の国に通じる道の途上にある乗換駅なのだろうか。

光と闇が相半ばする生と死の狭間の世界なのだろうか。

不安を呼び起こす夜の闇と静けさ

靴を履き替え、手指を消毒し、私は術後回復室に入った。

昨日の手術患者がベッドに横たわり、一対一で看護師がついている。

「やあ、おはよう」と、私は担当の看護師に軽く挨拶した。彼女は記録を仕上げるのに忙しいのか、こちらを見ずに挨拶を返した。顔を見た瞬間に何も言わないのは大きなことは起こらなかったのだな、と勝手に解釈し、少し安心して私はベッドサイドに立った。

しばらくモニターを眺め、患者の状態をざっと確認したあと、処置台に置かれた観察表を手にとり目を通した。幸い胸腔ドレーンからの出血も少なく、空気漏れもわずかで心配するようなことはなく、ほぼ順調な経過だった。

枕頭《ちんとう》看護にについていた看護師から簡単な経過報告を受ける。

夜に患者のベッドサイドにいると少しの出血量でも気になり、ちょっとした出来事も悪い方に考えてしまい不安になる。夜の闇と静けさは暗闇の世界に通じる道から湧き出て、この世の人間に冷ややかな息を吹きかけ、不安を呼び起こすのだろうか。

朝になると不安は雲散霧消《うんさんむしょう》し、夜に考えたことがまるで嘘のように思えてくる。

「おはようございます、いかがですか？」

もう一度、大体の状態を把握してから私は患者に話しかけた。

「ああ、先生、おはようございます。ゆうべは痛くて、痛くて、注射してくれと言ったら、時間が経ってないからだめですなんて言われて」、彼は待ち構えていたように言葉の弾丸《だんがん》を撃ちかけてくる。

「手術は予定通りで、うまくいきました。経過も順調ですよ」

聴診器を胸に当てながら私は患者に話しかけた。その瞬間にも私は患者の声、顔色、腕の動き具合などいろいろな情報を得ようと患者を観察している。声はよく出ているし痰《たん》の絡《から》みもない。麻酔の覚醒《かくせい》も良さそうだ。術側の腕の動きもいい。

「痛みは我慢しなくていいですよ。手術して痛いのは当たり前ですから我慢せずに言ってください。いろいろな痛み止めがありますので使ってみましょう。痛みを止めて咳をして痰を出す方が大事ですよ」

そう言いながら私は病棟の深夜勤務の看護師が「もう、あの人は我慢できないんだから。ほんとにわがままなんですよ」と私の顔を見るなり挨拶もなしに口をとがらせて言ったことを思い出した。

あの溌剌《はつらつ》とした純真な看護学生も看護師になってしまうと患者より一段高いところに立ってしまうのかなと思う。

日常業務を時間内にこなさねばならない忙しさの中で、訴えが多く手を取られる患者は「わがまま」と括《くく》ってしまうのだろうか。手術して不安と痛みでいろいろ訴えるのは人間として当たり前で、それを受け止めるのが医療従事者であるはずなのに。

でも彼女たちにそのようなことを言ってうるさがられるのもいやだし、確かにそうかなと思うところもあるので、私は自分でも「ずるいな」と思いつつ、常に微笑《びしょう》とも苦笑ともつかぬ表情で聞き流している。

目は口ほどにものを言う

電動ベッドの上半分をゆっくりと上げて患者を起こし、やや湿った病衣の上から聴診器を背中に当て、私は患者の目を見つめてもう一度言った。

「大丈夫、とても順調ですよ」

返す患者の目はしっかりとしていて、その中に安堵感が浮かんでいる。

確かに目は口ほどにものを言う。目を見ていると何となく別の声が聞こえてくるような気がするので、外来でも短い診察時間にできるだけ多くのことを知り、伝えようとして患者の目を見つめるように努めている。

今、この58歳の男の目からは「手術が終わって安堵している。これですべてが終わったように感じている」と、そんな声が聞こえてくる。

この患者の肺癌は切除できたが、私は郭清したリンパ節に一部硬くて白色のものがあったことが気になっていた。もしそのリンパ節に癌の転移があれば、この患者の予後には暗雲が漂う。患者の家族にはそのことを伝えたが、手術が無事に終わったことでおそらく頭はいっぱいで、私の話した不安材料のことは右から左へ聞き流されたのではないかと思う。

あの白さが示す意味を理解しているのは執刀医、主治医のみで、患者も家族も手術の力を過大に評価、期待し、絶対の力を求め信じている。主治医でさえも、もしかしたらそうかもしれない。

手術室から帰って来た時、「おとうさん、無事に終わってよかったね。これでもう大丈夫だよ、よく頑張ったね」と娘が耳元でささやいていた。

その傍らで私は微笑んでいたが、心の中では「癌はそんなに甘い病気じゃない。あれが転移だったら1～2年の命かもしれない」とつぶやいていた。

医者は二重人格？

私は冷めた目で、この患者の行く末を見つめていた。

患者の未来を予測し、それを胸中に秘めることは、時に苦しく精神的にストレスとなる。

患者と家族を一見、慈愛に満ちた目で見守り、にこやかに接している私の中では別の醒めた目を持った人格がじっと未来を見つめ、事実をもとにいろいろ計算し考えている。

どちらかが本当の自分というわけではなく、自分という一人の医師の中には異なる二人がいつもいて、議論し、批判し、時には他方を圧倒し、時には妥協する。

医者はすべからく二重人格者であり、一人の中に共存する二人を上手に操っていくことが名医の条件かもしれない。そのためには、その二人を俯瞰《ふかん》する冷静な目が必要になる。

冷静という言葉には「感情を排除して論理的に」という意味が含まれる。

入院期間が長引き患者との付き合いが深まっていくと「情が生まれ」、時に判断を狂わすことがあるので医者は患者との距離に気を付けるべきであると嘗て教えられたが、理屈ではわかっているつもりでも、実地臨床ではそうはいかない場合もある。人間としての付き合いが深まる一方で冷徹《れいてつ》な事実も否応なしに見え、迫ってくる。

手術日ではないので病棟も心なしかのんびりしている。

私は窓に面した机にカルテを広げた。窓からは遠くの山々が少し霞《かす》んで見える。私はぼんやり外を眺めていた。

「生と死が日常」と何の脈絡もなく突然また思った。

一般の人は一生の内にどのくらいの人の死を直接経験するのだろうか。いくら多くてもせいぜい10人程度であろう。私はそれまでにおそらく１００人ほどの人の死に直接立ち会ってきた。その一人ひとりに家族があり、いろいろな背景があり、そして出来事があった。

他人の人生の最期に自分が立ち会っているということは、どういうことなのだろうか。自分にとっては大勢の中の一人であり仕事の中の一場面であるが、患者と家族にとっては人生の大きな出来事であり、自分はその中の共演者になっている。そう思うと、とんでもなく大事な役割を自分は担っているのだという気がする。

医者になりたての頃は人が死にゆく場に自分がいることがなぜか誇らしかった。たとえ癌の末期であっても、病棟から「急変です」という連絡があると急いで駆けつけ、家族を部屋から出し、誇らしげに蘇生処置《そせいしょち》に汗を流した。先輩たちがやってきたそのようなことになんら抵抗も疑問もなく、一分一秒でも心臓を動かすことが当然の使命と思っていた。

しかし数年前からは、これでいいのだろうかという疑問が芽生え、患者の死に対して畏怖《いふ》の念を抱くようになってきた。

それまで「死」はモノトーンな「ある生命の終わり」という認識でしかなかった。最近では死にゆく人の人生に深入りし、時に自分を置き換えて考えていることに気付く。

患者に育てられる

生と死、使命感と無力感の入り混じった世界で、他人の人生に寄り添い、背負い、導き、共に歩もうとするのは疲れる。

「共感」と人は簡単に言うが、ほんの一瞬すれ違った他者のことがどこまでわかるのだろうか。それをわかったような「ふり」をするのは傲慢《ごうまん》ではないだろうか。

医療は自分の仕事をできるだけ全うし、「患者」の気持ちを推察しながら、ただ伴走することしかできない。

患者の様子に一喜一憂し、予後に思いを馳せると気持ちは重く沈んでいく。

距離を置けばいいのかもしれない。しかし、自分を頼ってくれている人にはいつの間にか境界線が曖昧《あいまい》になってしまう。

振り返ってみれば「患者さん」が自分を育ててくれたことに気付く。

映画『プライベート・ライアン』の冒頭で、年老いたライアンが嘗て自分を助けてくれた大尉の墓に詣でて、「あなたに報いた人生を私は送ってきたでしょうか」と問いかけるシーンがある。

私は医者になって2年が過ぎた頃の光景を思い出していた。

出向していた病院を去る朝、私は彼の病室を訪れた。

「今日、大学病院に戻ります」

「そうか」

彼は目を開け、つぶやいた。

顔は黄色く、呼吸は浅い。

半年前に交わした「最後まで診る」という約束は果たせなかった。

私は彼の冷たい手を握り、「ごめんね」と耳元でささやいた。

彼は手を握り返し、目を閉じた。

そっと部屋を出ようとすると、後ろから振り絞るような声が響いた。

「ドドーンと立派な医者になれよ」

振り向くと彼は両手を突き上げ、私を見て微笑んでいた。

私は頷き、彼の目を見た。


あれから彼の言葉を忘れたことはなく、「私はあなたが期待した医者人生を送ったでしょうか」と問いかける日も近い。

自分という一人の医者を育て、形作ってくれた力の中に私が看取ってきた多くの人の思いが満ちていることを感じる。診療中に彼らのことを思い出すと、彼らが共に患者さんを診てくれている気になる。

いつか彼らと再会することがあるなら、自分の行ってきた医療、医者としての行動について話してみたいと思う。

はたして自分は彼らのために何かできたのだろうか。彼らはどのように思ってくれていたのだろうか。「少しはお役に立つことができましたか」と尋ねてみたい気がする。

怒られるかもしれない。

自分の前を通り過ぎていった人たちのことを、私は折にふれて思い出す。そして彼らが自分の中に残した足跡を、そっとたどってみる。

Ⅱ

事実の重み

あれからもう何年経っただろうか。確か、私が医者になってやっと1年が過ぎた頃だった。紹介状を持って一人の大柄な男と妻が共に緊張した面持ちで外来診察室に入って来た。

その日は教授外来で、最も若い医局員、つまり私が筆記係として教授の前に座っていた。外来看護師が教授に紹介状を手渡し、持参した胸部レントゲン写真をシャーカステン（X線写真を掲げて観察する明るく光る器具のこと）にかけた。右の横隔膜《おうかくまく》角に液体の貯留《ちょりゅう》が見られ、一年目の私にもわかる腫瘤影が右肺の中央にぼんやりと認められた。

問診が始まった。教授が低い声で男にいろいろと質問していく。

私は要点を書き留め、文章にしていく。

男は1カ月前から胸痛《きょうつう》と血痰《けったん》を認め、この3カ月で体重が5kgも減少したことを訴えた。

私は教授が指示する検査の申し込み用紙を書きながら患者の横顔をうかがった。不安に青ざめ、傍らに立つ妻の表情もこわばっていた。

新米医師の私にさえその病名とおおよその予後の見当がついた。つまり、癌性胸膜炎を伴った肺腺癌で予後は不良、おそらく余命は1年以内。

その人の運命を知った瞬間から医者と患者は対等の関係ではなくなるが、その頃の私には他人の運命を知ってしまうことの重みはまだわからなかった。

男に寄り添う妻は心配そうに診察を見守っている。

「彼らはまだ何も知らない」のに、初対面の医師二人は素知らぬ顔をしながらその運命を読み、思い描いている。これは授業でもドラマでもなく、目の前で展開されている現実であることに何か不思議な後ろめたさを感じた。

「医療者」対「患者」という図式

問診のあと聴診、打診と診察は進み、最後に鎖骨上窩《さこつじょうか》を触診して診察は終了した。

打診はいまや診断学上その位置を失いつつある手技であるが、教授の診察の流れにはいつも入っていた。数十年前の結核全盛時代には打診が胸水を評価するため欠かせない手技であったに違いない。

教授が打ち出す見事な音が患者の右背部では濁った。教授は打診だけで胸水貯留を診断し穿《せん》刺《し》し、聴診器一つで空洞の位置を言い当てたという伝説の人だった。

椅子に座り直した教授は患者と妻を見つめ、そしてシャーカステンに目を移し、レントゲン写真を指示棒で差しながら説明を始めた。

二人は息を呑む。

「真ん中が心臓、これが鎖骨、そして肋骨、左右の黒い所が肺です。この下の黒い部分は胃の空気です。左の肺は問題ありませんが、右の肺の真ん中に白い影があります。また横隔膜の切れ込みが失われているので少し水が溜まっているようですね。ほら、ちょうどコップの端で水が上に上がるようにね、わかりますか？」

教授はここまでゆっくり説明し、言葉を止めた。

「はい」

心なしかかすれた声で男が返事し、妻は頷《うなず》いた。

「おそらくこの影と水が血痰と胸痛の原因と考えられますが、何が起こっているのかは調べてみないとわかりません。外来で検査してもいいのですが、早く診断をつけ、すみやかに必要な治療を行なうために入院しましょうか。とりあえず、今日は血液検査をしておきましょう。それと、もし今痰が出れば採ってください」

教授は言葉を切り、じっと男と妻を見つめ、しばらくの沈黙ののち、夫婦の中に湧き起こったに違いない不安を和らげるように少し優しい声で「何か質問はありますか？」と尋ねた。

やや間を置いて男は乾いた喉を振り絞るように言った。

「結核でしょうか？」

当時はまだ結核を心配する人が多かったが、いつの頃からか主役は肺癌に変わっていた。そしてそれは紹介医が癌を結核と誤診した時代から結核を癌と誤診する時代に移っていった頃と時を同じくしていた。

教授は不安なまなざしを送る男の目を覗き込むようにして威厳と説得力に満ちた声で答えた。

「結核も可能性はありますが、他にもいくつもの可能性がありますので今の時点では何とも言えませんね」

男は特に表情も変えず頷き、教授に一礼し、「わかりました、よろしくお願いします」と言った。

男は教授の意図を察した外来看護師に導かれて、採血室に向かって部屋を出て行った。

男が採血室に入ったことを確認して、教授は部屋を出ようとする妻を手招きした。そして、妻の精神状態を推し量るようにじっと目を見つめ、やがて口を開いた。

「近所の先生から何か聞かれていますか？」

「レントゲンが曇っていると聞いていますが、それ以外は何も」

妻は怪訝《けげん》そうに答えた。

おそらく教授は妻に悪性の可能性を説明するのは時期尚早と感じ取ったのであろう、「お話ししたように肺に影があって少し水が溜まっています。原因がわからないので入院して調べましょう」と告げるにとどめ、私の方に向き直り入院申し込みをするよう命じた。

一週間後、妻に付き添われて男が来院した。入院は初めてのようで緊張している様子だった。受け持ち看護師が病棟を案内し、入院カルテに記載する事項の問診が済むと彼は6人部屋に向かった。

入院時点ではまだ世間の匂いを残しているが、2～3日も経つと入院患者が板についてくる。これは不思議なもので世間ではいくら地位のある人でも入院してしまうと独特の雰囲気を醸し出してくる。医者、看護師対患者という図式になり、患者はある意味、弱者、被支配者になってしまうのだ。

この時代は医療サイドが情報を独占し、一方的に医者が治療方針を決め、患者は詳しいことがわからないままに従わざるを得なかったゆえだろうか。

私は何の病気でしょうか？

私は詰所でカルテを開き、その日の血液検査結果を確認し、用紙を切り取り台紙に貼っていた。このような作業は医者の仕事ではないという同僚もおり、市中病院では看護師の仕事になっているが、私はそうは思わなかった。検査結果を見て貼り付けるという作業は確認という大事な意味があると信じていた。

しかし、単調な作業なので、お気に入りの看護師が一緒にいるとついつい話が弾《はず》んでしまうということもよくある。この日もそうだった。

話が途切れたところでふと男のことを思い出し、「ところで、さっき入院してきた人の主治医は誰？」と看護師に尋ねた。

「先生ですよ、ご存じなかったのですか？」

「えー、知らなかった。今、僕の患者さんは8人もいるのに」

その頃、主治医は助教授が決めていた。彼は自分が執刀医として手術を考えている患者は、自分の意思が反映しやすいように若い医者に当てるようにしていた。

15分後、私は男のベッドを訪れた。男はすでに病衣に着替えて、大きな体をベッドに横たえていた。私は自己紹介をし、自分が主治医であることを告げた。男はちょっと鋭い視線を向けてきた。目は「こんな若造が主治医か」と言っている。私は少し緊張し、でもできるだけ堂々として診察を終えた。

右肺の呼吸音は低下し、打診では右胸下部は濁音を呈していた。鎖骨上にリンパ節は触知しなかった。

診察が終わり立ち去ろうとした時、「いったい私は何の病気でしょうか？」と男は尋ねてきた。

「まだ何もわかっていません。これから検査を進めていきますが、まず明日の午後に胸の水を取って調べますね」と私は答えた。

先日外来で行った痰の細胞診でクラスVの腺癌細胞が見つかっており、クラスVは疑う余地のない結果だった。問題は胸水で、この中に悪性細胞が見つかると一般的に手術の適応はなくなり、予後も不良で平均約8カ月の余命と言われていた。

時を刻み始めた運命の砂時計

翌日の午後、私は6年目の先輩の指導下に胸水を採取した。男を座らせ、テーブルにもたれさせるようにして背中を露出、濁音界を定め、穿刺部位を決定した。今、思うと単にまっすぐに針を刺すだけのことなのだが、その頃の私には大手術にも匹敵する処置だった。

検査室に入る前に先輩が言った「肋骨上縁を狙え。下縁には血管があるぞ」、「胸膜は一気に通れ。痛ませるとショックが起こるぞ」という言葉を思い出し、私は汗だくになりながら針を進めた。

針は肋骨上縁を滑り、胸膜腔を捕らえた。注射器に血性液が吸い込まれてくる。私は注射針の根元をしっかりと持ち、1㎜たりとも動かないように力を入れていた。約20㎖の胸水が採取できた時点で先輩医師は「よし」と小声で言い、私は胸腔に空気が入らないように、電光石火、針を抜き去った。胸水が血性であることは悪性を暗示しており、2日後に返ってきた細胞診の結果はそれを裏付けた。

その週に行われた症例検討会では、患者が若く右肺摘除が可能な肺機能であること、胸膜以外に遠隔転移は認めないことから胸膜肺全剔術《ぜんてきじゅつ》を行う方針が決まった。治療方針の詳細は助教授があらためて夫婦に説明するようになっていたが、予め妻には概略を伝えようと考え、検討会の2~3日後に詰所の前を通りかかった妻を呼び留めた。

「お世話になっております」と言いながら、妻は深々と頭を下げた。

「いくつか検査結果が返ってきていますので、途中経過をお話ししておこうと思います、お座りください」

私は妻に椅子を勧めた。妻は突然の話にびっくりした様子で、しかし表情は変えずに椅子に座った。「入院以来いろいろと調べてきましたが、御主人の病気はあまり良くないものである可能性があります」

妻が息を呑む音が聞こえ、心なしか顔色が青ざめたように見えた。

私は続けた。「右肺に小さな腫瘍があるのですが、肺を被う胸膜を破って肺の周りに広がり、胸の水の原因になっています。先日採取した胸水からは異型細胞が見つかりました」

癌細胞と異型細胞はほぼ同義語なのであるが、一般の人にはニュアンスが異なって聞こえる。この時代、癌という言葉はできるだけ口にすることは避けていた。

「手術になるのですか?」

妻は搾り出すような声で尋ねた。この時点で妻の「手術するほど悪いのか」という認識と医師の「手術ができればいいのだが」という認識はすれ違っている。

「あらためて助教授から説明がありますが、手術の方向で考えています」

「癌でしょうか？」

妻がかすれた声で尋ねた。

「明らかな癌細胞ではありませんが、このまま置いておくと悪性になる可能性がある細胞が見つかっています」

この時点で妻の「何も病気はないか、薬で治る」という希望は消え、その前に「夫は重病であり、癌かもしれない」という現実が突き付けられた。

一瞬、辺りの空間が凍りついた気がした。

私がふと目を上げると男の妻の目に涙が溢れていた。私は重い事実をいずれ話す下準備、つまりショックを和らげる目的で妻に説明したつもりであったが、妻の涙を見た途端、それは妻が抱いていた不安の扉を開けてしまった後悔に変わった。

少しして妻の口から漏れ出た言葉は「私、一人でこれからどうすればいいの、あの人なしで……」だった。

私は呆然として言葉を失った。その頃の私には他人の運命を知ってしまった者の責任と、その言葉の重みはまだよくわかっていなかった。まだ学生の殻を纏《まと》った経験の浅い色白の幼虫がそこにいた。

男の運命の砂時計は逆さまになって時を刻み始めており、妻の砂時計も同じく逆さまになったことが若かった私にはまだわからなかった。

「でもまだはっきりとわかったわけではありません」

やっとの思いで妻に語りかけると、彼女の表情が一瞬和らいだ。私にはそんな言葉は慰めであることはわかっていたが、自分の発した言葉が作り出した状況を好転させるには、それしか思い浮かばなかった。

「病気には個人差があります。手術の効果、薬の効き方にも差があります。それはある程度試してみないとわからず、治療を進めながら考えていくことになります」

話の終わる頃には彼女の瞳には輝きが戻り、私はやっと胸をなでおろした。

気がつくと額には汗がにじみ、動悸《どうき》はまだ収まっていなかった。

私は彼女が病室に入るのを確認して詰所に戻った。

伏せられた病名

手術の1週間前に男と妻、そして男の両親に助教授が「肺に真菌の塊《かたまり》があって、そのため胸水が溜まっている。真菌の塊とそれが散らばっている胸膜を切除する必要がある」と手術の説明を行った。

そのあと私が男を「検査」と称して部屋から連れ出し、助教授は「進行した肺癌であること」、「手術をしても予後不良かもしれないこと」を妻と両親に告げた。

しばらくして三人は男に会うことなく、硬い表情で病棟をあとにした。

この当時、家族には病名を告げても患者には伏せることが一般的だった。往々にして「癌」は「カビ」、あるいは「おいておくと悪性になる腫瘍」と置き換えられていた。伏せる理由は「患者が希望を失うから」とされ、家族と患者の間にできる溝や家族の苦悩は顧みられることはなかった。

この時点で病名を告げなければ、そのあとに告げる機会はない。嘘の上に嘘が重ねられ、いくつかの矛盾が露呈《ろてい》し、患者は疑心暗鬼となって悪化する症状と相まって気持ちは不安定となり、家族も抱え込んだ「本当のこと」を隠すのに疲れ、その結果、関係がぎくしゃくし、大事な最後の時間が剣呑《けんのん》なものになってしまう。

多くの患者はどこかの時点で推測しているに違いないが、真実を知る怖さ、隠している家族への複雑な気持ちもあって胸深く仕舞い込んだまま去って行くことが多い。

しばらくして男の手術が行われ、私は第3助手で執刀は助教授だった。

開胸すると水の溜まった胸腔《きょうくう》が現れ、胸水を吸引すると肋骨側の肋膜《ろくまく》にも肺側の肋膜にも一面に癌細胞の播種《はしゅ》が認められた。

もともとの癌は直径わずか1㎝で中葉の胸膜直下に認められた。小さいが、できた場所が男にとっては不運だった。胸膜直下の癌はすぐに胸膜を破り胸膜腔に散布、着床し、あたかも種を蒔いたかのように見えるので播種という状態となる。

この状態は進行癌に分類され、様々な治療法が試みられるが、いろいろな方法があるということは決め手がないということで予後は極めて悪い。「癌が胸膜を越えて肋間筋《ろっかんきん》にまで及んでいたら手術は止めよう」と助教授が告げた。

病理の結果は非情だった。

私は先に手を下ろした助教授に代わり、胸腔内に抗癌剤を注入し、胸を閉じた。

手術後の男の回復は肺を切除していないこともあって早かった。

さらに抗癌剤を胸腔内に2回注入すると胸水は溜まらなくなり、彼は良くなったと思い込んで退院していった。

妻と両親には退院前に助教授が結果を説明した。根治術はできなかったこと、癌細胞が発育する胸膜腔を抗癌剤で癒着させ、水が貯まらないようにするが、それは根治にはなり得ないこと、予後は1年以内であろうことを彼は説明した。

妻は毅然とした表情を変えなかった。

入院からこの瞬間までの妻の心の変化は誰にもわからないが、何かを決心したような気迫が感じられ、夫婦の周りには何者をも寄せ付けないような雰囲気が漂っていた。

最後の温泉旅行

時折、外来で見かける男の表情は明るかった。彼が説明通り「真菌による病気」を信じているかどうかはうかがい知れなかったが、おそらく妻は隠し通しているように思えた。

ある日、外来を訪れた男は私に封筒を渡した。

「先生、独身でしょ。僕の会社の社長の娘さん、どうかなと思って。気立てのいい、きれいな娘さんですよ」

私は確かにその時は独身で、決まった相手はいなかった。ちょっと興味はあったが、この封筒を開けてしまえば男との関係がまた近く太くなる。男の運命を知っているだけに、それは避けるべきだと考えた。

「ごめん、今付き合っている人がいるんだ」

「そうかあ、残念だなあ。いい娘さんなんだけど、写真だけでもどう?」

あの日「こいつが主治医か」という目で私を見つめた目には優しい光が宿っていた。

「目移りしたら彼女に怒られるよ」

「それもそうだね」

男は残念そうに封筒をポケットにしまい込み、外来を去った。

術後3カ月目に男は妻と温泉旅行に行った。その少し前に妻が私のもとにやってきた。

「先生、旅行に行ってみようと思います。いいでしょうか」

「もちろんいいと思いますよ、楽しんできてください」

「最後かもしれませんし……」

と彼女はポツンと言った。その時点で男の体重は10kg以上減少し、息遣いも荒くなっており、状態が急速に悪化していることは誰の目にも明らかだった。

数年後、そのことをふと思い出した時、私ははっと気付いた。妻の苦悩が何もわかっていない自分の言葉が彼女の心を傷つけたことを感じ、体中に冷汗が流れ鼓動が速くなった。彼女が楽しめるはずなどなかった。

日々、事実の重みに一人で耐えている彼女に平穏な時間はなかった。あの旅行は残された時間の中で二人の存在を確かめ合い、刻み込むためのものであったのだ。そのことに気付くには、あの頃の私はまだ若く未熟だった。


それからほどなくして彼は死んだ。

死の直前、私は先輩医師の指示に従い、蘇生処置のために家族を病室の外に出し、死亡を確認してから家族を部屋に入れた。

妻はふた回りも小さくなった夫の遺体にとりすがり、泣き続けた。

その姿を少し離れたところで少し頭を垂れながら見ていた私の頭の中には、先輩に言われた病理解剖の承諾を得ることが去来していたことを覚えている。今の私なら妻の傍らで目線を同じくして彼の体に手を添えて、その嗚咽《おえつ》が静まるまで待つだろう。でもその頃の私は何をしたらいいのかわからず、ただ立ち尽くすことしかできなかった。

もう私は彼の享年を大きく超えてしまった。

Ⅲ

薄らいでいく意識の中で彼が見た最後の景色は、暖房で少し曇ったガラス窓ごしに見える遠くの山並みであったのだろうか。それともベッドの傍らの花瓶に妻が生けた花だったのだろうか。私の胸にふとそのような思いがよぎった。

ここに展開されている光景は病棟では日常的なものであり、男は最期の時を迎えようとしていた。静かな部屋だった。


先生、良くなりますか？


私が対峙《たいじ》しているベッドには痩せ細った48歳の男が横たわり、時々顎をしゃくりあげている。下顎呼吸はだんだん不規則になり、その間隔は開きつつあった。

毛布からはみだしている少し曲がった足には、妻が「寒いだろう」と言ってはかせた紺色の靴下が少し脱げかかっている。

心電図モニターに緑色の線で描き出される波形は、彼の心臓がほとんど忘れた頃に電気的に機能していることを、そしてそれは脳が活動を停止しかけていることを示していた。

心配そうに覗きこむ家族に「今は二酸化炭素が溜まってボーッとした状態ですから苦しくはないと思います。聴力は残っていて皆さんの声は遠くで聞こえる感じだと思いますよ」と声をかける。

半年前に彼は肺癌の手術を受けたが、術後3カ月目の検診で骨や左肺に転移が見つかり再入院、抗癌剤治療が開始された。しかし肺癌細胞は最新の抗癌剤をものともせず発育を続け、彼の体を征服し、そこに宿った自分自身も今まさに滅びようとしていた。

1カ月前から彼は経口《けいこう》摂取が困難となり、高カロリー輸液のパックが右内頸静脈《けいじょうみゃく》につながっていた。彼の気力は日々衰えていた。

そんなある日、病床を訪れた私に、彼がかすれた声を絞り出すように言った。

「今日は気分がいいので散歩に行ってみたいのですが、よろしいですか？」

「いいですよ」と答えたものの、すでに彼は自力で歩行することはできず、酸素を積んだ車椅子が必要だった。

「私がついていきましょうか」と、ちょうど病室を訪れた看護師が言った。その日は日曜日で病棟も落ち着いており、看護師が一人少々抜けても問題はないようだった。

車椅子への移乗は看護師二人と私の三人がかりで行い、申し出た看護師が車椅子を押して廊下に出た。

彼は車椅子を押す看護師に何か話しかけ、彼女は腰をかがめて彼の口元に耳を寄せ、頷いた。

私は見送りながら今日は窓から差し込む日射しも暖かいので、彼はきっと病院の周囲を散歩してくるのだろうと思った。

30分程度で彼らは戻って来た。ちょうど訪れた家族が手伝って彼はベッドに移った。

「お疲れさま。で、どこに行っていたの？」

私は詰所に戻ってきた看護師に尋ねた。

「7階に行って来ました」

「外に散歩しに行ったんじゃないの？」

私はちょっと驚いて言った。

「はい、自分の家が見える階まで連れていってくれとおっしゃったものですから」

「で、患者さんはどうだった？」

「窓から線路の方を一生懸命眺めて、ああ、あの辺りが僕の家だ、とおっしゃいました。そしてしばらくじっと見つめて、もういい……と」

看護師と私はしばらく無言でいた。

「そうか、お別れに行ったんだね」

「きっとそうだと思います」

彼は死期を悟り、もう二度と生きて帰ることはない自分の家に、そして今まで暮らしてきた世界に別れを告げに行ったのに違いなかった。

しばらくして私は彼の部屋を訪れた。

「おうちは見えましたか？」

私の問いかけに、彼は余韻を冷まさないように、心に焼き付けた風景が色褪《あ》せないようにとでもいうように目をつぶって答えなかった。

しばしの沈黙のあと彼は目を開けて私を見つめ「先生、良くなりますか？」と言った。

不意の問いかけに私ははっとした。いつもの彼の丁寧な口調とはどこか違う。嘘は言わないでくれといった強い意思が伝わってきた。

私は答える代わりに彼を見つめ、彼の手を握り、ぐっと力を入れた。かすかに彼が握り返してきたのがわかった。

私は手術の時からのことを思い浮かべながら、万感の思いを込めて、「頑張ってきましたが、もう残り時間はいくばくもないと思います」と手を握りながら心の中で言った。きっと彼は「わかりました」と握り返したのだと私は感じた。

彼は穏やかな微笑を口元にたたえて目を閉じた。

測定不能

彼の容体が悪化したのは、その数日後のことであった。北風が吹く寒いどんよりと曇った日だった。少し曇った病室の窓からは冬の街が見え、遠くの高速道路には行き交う車が見えた。そこにはいつか訪れる死を意識はしていないであろう、今、生きている人々の生活がある。

この狭い個室には死にゆく患者と家族、自分と若い看護師しかいないと思うと、私は異次元の世界にいるような気がした。死にゆく人の傍らにいる自分を、身体を抜け出した自分の魂が眺めているような不思議な気がした。

時間は心拍に併せて、その歩みを遅らせていくように思える。

昨夜来、付きっきりの家族は彼の生命が時間と共に細くなっていく様子を見て、信じられなかった別れが現実味を帯びてきたことを感じとり、妻と娘、息子はそれぞれ声をかけながら男の手を握り一心に足をさすっていた。

今、まさに息を引き取ろうとしている男の横には彼の家族、そして私と看護師がいる。もし、自分が死に向かい合った時に、それが逃れ得ぬ運命と悟った時に、誰が横にいてほしいだろうかと私は自問していた。

やはり気持ちを通い合わせた人々に手を握り、目を見つめてもらいたいだろうなと思った。言葉はいらない。お互いの目に焼き付け合うだけでいいと思った。

なぜそんなことを、その日に限って思ったのだろうか。

外を吹いている北風の音が呼び起こしたのだろうか。

今日までの彼の人生を点検し、振り返るように時間はゆっくり進んでいくかのようだった。

部屋には時々、ピッ、ピッという心電図の機械的な、冷えた音が響くだけである。

私は彼の手に触れてみた。手を握った日の温かさはなく、手首では脈はとれない。

ベッドの反対側では看護師が血圧を測ろうと試みているが測定できず、マンシェット（血圧計の環状帯）を外した彼女は記録用紙に時刻と「測定不能」という文字を書き入れた。

自分は何をしようとしているのか。

ただ見守っているだけ、つまり死の訪れを待っているのだろうか。

何もするまいと私は思った。最後の幕は閉まりかけているのだと自分に言い聞かせた。


数週間前、彼はまだ私に笑顔を見せるだけの余裕があった。回診に行くたびに彼は同じことを訴えた。

「夜になると痛みがひどいんですよ」

私もいつも同じように「今、薬を使っていますので、もうすぐよくなりますよ。大丈夫。もう少し我慢してくださいね」と繰り返した。

彼の痛みは癌が脊椎《せきつい》を侵していることに起因し、少々の薬ではコントロールできず、死の間際には大量のモルヒネの錠剤、座薬、さらには微量の鎮静剤の点滴を用いていた。

彼は私に事あるごとに「先生に任せています」と言った。信頼からの言葉だったのか、すがる思いの言葉だったのか、自分を落ち着かせるための言葉だったのか、外交辞令だったのか、いやすべてが交じり合った言葉だったのだろう。

もはやなす術もない状態で、私は自分の言葉に無力さ、空虚さを感じさせないように話すことに終始した。

この時代、癌を告知して患者と向き合うことは少なかった。病名を告げていないため終末期において患者と家族、医療者の垣根は高くなり、人生の終幕で本音の話ができない状態で時は過ぎ、やがて死を迎えてしまう。そんな時代だった。

「よしよし」

二日前の夜、その日3度目の回診のため病室のドアをノックして開けると、東京に嫁いでいる娘がいた。彼女は身重だった。彼は時折襲って来る激痛に堪えつつ、苦しい呼吸の中で娘と話していた。

彼の首にできた腫瘍は気管、食道を圧迫し神経をも侵していた。

彼は自分の中の苦痛と不安を振り払うように娘を見つめ、この世で最後になるかもしれない娘との時間をいとおしんでいるかのようだった。

娘は途切れ途切れのかすれた小さな声しか出せない父親の口に耳をつけるようにして寄り

添っていた。かすかに「幸せになるんだよ」という言葉が聞こえ、娘が頷いた。そこには他の誰をも寄せ付けない空気があった。

彼の脳裏には娘が生まれた時、幼稚園の頃マンションの廊下から「お父さん、行ってらっしゃい」と叫んでいた姿、帰宅すると飛びついてきて抱き上げた感触、そして嫁いで行った日のまぶしいばかりに輝いていた姿などが次々に浮かび、一つ一つの記憶を大事に、二度と開けることのない引き出しの中にしまいこんでいったのだろう。

そして初孫が誕生する喜びと、おそらくその子供を自らは抱きしめることができない悔しさを感じ、いま少しの時間の猶予《ゆうよ》が与えられる奇跡を祈っていたのだろうか。

翌日、彼の意識が混濁し始めると、彼は宙《ちゅう》をつかむような動作、何かを抱きかかえるような動作を繰り返し、かすかに「よしよし」という声が聞こえた。

身重の娘が訪れていたことを知っていた年輩の看護師が言った。

「お孫さんを抱っこしておられるのでしょうね」

娘は父に訪れる死の影が信じられずに、自分をずっと暖かく包んでくれた大きな存在が消え去ろうとすることが実感できずに、残された時間にすがるように、父の顔を脳裏に刻み込むように、見つめていた。

私は面会時間を大幅に過ぎて部屋にいる娘に声をかけるように看護師から言われ、部屋の前に立った。だが垣間見える父娘の姿に、自分とまだ幼い娘とを重ねて何も言えずにただ彼らの姿を見ていた。

暗い部屋で二人の周りだけがぼんやりと明るく、空気も時間も止まっているかのようだった。

儀式と演出

医師は客観的な姿勢が大事で感情移入は慎むべきだという教えがあり、その一方で共感、シンパシーを持つべきだという教えもある。現代医療で感情の入る余地は極めて少なく、診断、治療は高度に機械化された病院で息つぐ間もなく行われる。皮肉にも医師がそのなす術《すべ》を失い、死の世界への流れを押し止められなくなった時に人間同士として接する場が残されている。

私は結局何も言えず、しばらくして踵《きびす》を返して詰所に戻った。

「部屋へ行ったけれど、まあいいじゃないか。話し込んでいるし、身重だし、もうすぐ帰るよ、きっと」

私は詰所に戻ると独り言のように、言い訳するように、その日の準夜《じゅんや》（夕方から深夜までの勤務）のリーダーに言った。彼女は私を一瞥《いちべつ》すると「まあ、仕方ないですね」と少し呆れたように言った。このような時の対応は個人個人で異なり、規則に忠実な看護師からは非難を受けることもある。

その日は比較的私に好意的な看護師でもあり、それ以上のことは言わなかった。

やがて消灯時間になり廊下の電気が消えてから、娘は父のいる空間にできるだけいたいような素振りで、振り返り振り返りゆっくりと病棟から去っていった。

静まりかえった部屋には不規則な患者の呼吸というより喘《あえ》ぐ音が、大きく響いている。この人の50年に満たない人生の終末に自分が立ち会っていることは、考えてみればなんと不思議なことであろうか。

心電図の音の間隔が次第に延びてくる。その時間の延びを私は本能的に察知し、まず対光反射《たいこうはんしゃ》を確かめるべくライトを瞳孔《どうこう》に当てた。左右共に散大しかけており、脳活動の終焉《しゅうえん》を示した。呼吸、循環中枢は不規則ながらもまだ働いている。

「ボスミン（強心剤、アドレナリン）の心注、用意しましょうか」

看護師が私の顔を覗き込むようにして言った。心注とは心腔内注射のことで直接心臓の中に強心剤を注射し、心臓の働きを高めることである。

私は首を横に振った。

数日前から家族には何度も最期の時が近いことを告げ、砂時計の残りが少ないことを知らせていたので、家族は見送る準備ができていると感じていた。

家族の様子を今一度見渡し「もう何もせず、そっと送ろう」と決めた。看護師の表情には「何もしないのですか?」というやや非難、不満の色がうかがえた。

癌末期の患者に対して心臓マッサージ、強心剤の注射等の蘇生術を行うことを我々は「儀式」と陰で呼んでいた。

なぜそのようなことを行うのか、みんなわかっているのだろうか。

その患者に対して何か思い残し、後悔があるからそのようなことをするのだろうか。

一秒でも長く心臓を動かすことが使命だと思ってするのだろうか。

もはや、何も言わなくなった患者と黙って向かい合うことが怖くてするのだろうか。

家族に一生懸命やったがだめだったと示し、お互いが最後に納得し合うために行うのだろうか。

その時間は関係している者すべてにとって「凝縮した濃厚な時」であり、どう演出するかも医療者の仕事であると思う。いろいろと処置をして精一杯努力したという思いを家族と共有するのも一つであり、この場合、身体や手を動かしているのであまり考えることはない。ただただ心臓が完全に停止するまで処置を続けるのみ。

流れに従う場合、何もしないということに耐えて死にゆく人を見守るエネルギー、かつ周囲を見渡し残される人への配慮を考えるというエネルギーがいる。


最後に見た光景は？


静けさと沈黙が部屋に満ちている。

聴診をしようとしてかがみ込んだ時、胸ポケットに入れていたボールペンが床に落ちた。拾おうとして顔を横に向けると視線が男の目の高さに合った。この世を去ろうとしている人間と窓から見える少しかすんだ山が同じ視野に入った。

「ああ、この人が見た最後の光景はこれだ」と私は思った。

何の根拠もないが、そう思った。

ベッドサイドには家族が揃い、無言で男の手を握り、足をさすっている。

「先生！」という看護師の声で私は我に返った。見ると心電図は一直線になっており、呼吸も停止していた。

心臓マッサージをしようとする看護師と男の間に割って入るようにして、私は聴診し、頸動脈に触れ、最後に瞳孔にライトを当てた。瞳孔《どうこう》は大きく開いており、もちろん対光反射（瞳孔に光刺激を与えると瞳孔が小さくなる反応）もなかった。

そっと乱れた毛布を直し、注視する家族に「午後4時38分に亡くなられました」と低い声で告げ、一歩下がって手を合わせ、頭《こうべ》を垂《た》れた。

妻と子供たちは冷たく静かになった夫、父の傍らに寄り添い、妻はそっとその手を握った。

この夫婦はどんなふうに出会ったのだろうか。そして、どのような時間を過ごして来たのだろう。私はその別れに立ち会って、二人にしかわからない時の流れを思った。

沈黙の中で妻は手を通して夫と最後の話をしているようだった。いろいろな出来事を反芻《はんすう》しているのだろう。楽しいことも悲しいことも喧嘩したことも、もう別れようと思ったことも、二人で共有してきたことすべてが、もうすぐ妻の記憶だけになってしまう。もし、あの世というものがあるならば、そこでまた話せる日までその記憶は閉ざされてしまう。

「しばらくご一緒にいてあげてください。またあとでうかがいます」

私は家族に告げ、看護師と共に今一度彼に手を合わせ一礼した。妻と子供たちは立ち上がって我々に深々と頭を下げた。

部屋を出てドアを閉めようとすると、後ろから嗚咽《おえつ》の声が響いてきた。

ドアの外はいつもと同じ、少し騒がしい病棟だった。ドア1枚を隔てて死者とその家族が別れを惜しんでいるなど想像もつかない光景だった。

看護師は小走りで忙しそうな表情をしており、休憩室では談笑する患者の姿も見られた。私は死亡診断書を書き終わり、家族が落ち着き病理解剖の話ができるようになるまでのわずかな時間に他病棟の患者を診ておこうと思い付き、階段を降り始めた。

そして段を降りるに連れて、男に関する記憶が薄れ始めていくことを感じていた。

2　桜の散る頃に

結核病棟

「もう大丈夫だね。でもまだ日焼けはほどほどにしておいた方がいいよ」

私は聴診器を外しながら彼女に話しかけた。小麦色の肌に水着の跡がくっきり残り、心なしか少しふっくらとしたように見える。

「へへ、この間海へ行っちゃいました」

彼女は入院中には見せることがなかった人懐《なつ》っこい笑顔で答えた。

「大丈夫だとは思うけど、まあ、気をつけてね」

「長かったです、本当に」

たくしあげたTシャツをもとに戻しながら彼女は噛み締めるように言った。

「もう妊娠しても大丈夫だと思うよ。でも、念のためにこれからは近くの内科と産婦人科のある病院で診てもらった方がいいね。紹介状を書いておくよ。それと、もし何かあったら連絡してきなさいね」

「長い間お世話になりました」

初めて会った時の暗くとんがった感じは消え、礼儀正しく穏やかに彼女は頭を下げた。横にはあの日と同じ彼がいる。若い夫婦はもう一度頭を下げ、手をつないで診察室をあとにした。その後ろ姿に「仲がいいね、お幸せに」と思わず声をかけると、二人は振り返ってニコッと笑った。

病院ではあまりお目にかからない微笑ましい光景だった。病気が治った患者が喜びに溢れて去っていく時、臨床医は満足感に浸る。そしてそれまでの過程が困難であった場合ほど感慨は深い。


1年半前、彼女は家から遠く離れたこの病院に入院してきた。彼女は居酒屋で深夜まで働き、そのあと朝まで遊んで食事は不規則という生活を送り、結核を発症した。

外来に現れた彼女は痩《や》せて顔色は悪く、不安となげやりな雰囲気をまとっていた。森に囲まれた小高い丘の上にある、戦後すぐに建てられた「結核療養所」は古く、近代的な病院しか知らない彼女にはカルチャーショックであっただろう。

彼女は「なぜ私はこんなところにいるの、これは現実なの」とでも言いたげな怒りが混じった表情を見せていた。傍らには片時も離れず一人の若者が寄り添っていた。

診察のあと病気やその治療に話が進んでくると、彼から事細かな質問が出され、面談は1時間にも及んだ。

革のジャンパーを着た、いわゆる〝ヤンキー〟風の外見とは異なり、言葉遣いは丁寧で質問は的《まと》を射ており、彼への印象は時間と共に好転していった。一方、彼女は突然自分を襲った不幸に圧倒されているのか、やや乱暴な受け答えに終始し、時にふてくされて攻撃的でもあった。

「わかりました、ちゃんと治療すれば彼女は治るのですね」と彼が言った。そしてそのあと彼は思いがけない言葉を口にした。

「そのために私は何をすればいいでしょうか？」

それまでこのような言葉を耳にしたことはなかった。結核の話をすると家族や職場への感染はどうか、退院はいつになるのか、どこで感染したのかなど患者自身への心配より周りの人間に重点を置いた質問が多いのが常である。

「結核」という病気が持つイメージを考えると、それも致し方ないのかなと思うが、あまりに患者以外のことばかり聞かれると鼻白《はなじろ》むこともある。それだけに彼の発言は新鮮で、彼の彼女に対する深い想いをストレートに感じさせた。

「治療は任せてくれればいいよ。そうだね、入院期間が長くなるから精神的に参らないように支えてあげて欲しいね」

私が初診の段階でこのような言葉を口にするのも初めてだった。口では患者の心配をしながら足が遠のいていく家族も多い中、彼はほぼ毎日病院に通ってきた。

彼女の治療は順調に進み、それと共に表情も次第に穏やかになり6カ月目に彼女は退院の運びとなった。そして彼女の姓は変わった。

残酷な運命

私は足取り軽く去っていく彼女の後ろに、もう一人の女性の影を見ていた。この年恰好《としかっこう》の似通った二人の女性は一時期ベッドを並べていた。そして一人は幸せをつかみ、一人はこの世にいない。運命と言えば運命なのだろうが、なんと残酷なことであろうか。

私は、今はこの世にいない女性の顔とレントゲン写真を思い出していた。

いつもと変わらぬ朝だった。午前8時20分、私は白衣に着替えている最中であり、隣の部屋では老医師が煙草を吸い、時折音を立ててお茶をすすっていた。

結核病院には昭和の色がこびりついている。

突然、電話が鳴りマイクを通して院長の声が響いた。

「誰かNという女性の患者を知っているか？」

「ええ、知っています。この間まで結核病棟に入院していて、先日外来に来ましたが」

色白の痩せた顔が目に浮かび、いったい何事だろうかと私は思った。

「Nが自宅で死んだと警察から電話が入っているから代わってくれ」

自分は関係ないと言わんばかりに院長は早口で言った。

「えっ、警察から？」

その瞬間、私は自殺だと思った。電話の相手が変わった。

私は受話器をとった。

「主治医の先生ですか。警察の者です。Nさんが昨夜亡くなられまして、以前先生の病院に入院されていたということでお電話させていただいております。入院時の詳しい事情を知りたいのですが」

「大体の経過でよろしいでしょうか？」

「いえ、できるだけ正確な経過をお聞かせ願いたいのですが」

警察官の口調は事務的で、多くの事件の中の一つを一連の手続きで片付けていくような雰囲気だった。

「では、カルテを見ながらお答えしたいと思いますので、折り返しお電話させていただきます」

私は一度電話を切ることにしたが、最後に一番気になっていることを尋ねた。

「ところで、どうして亡くなられたのでしょうか？」

「血を吐いて、えーと喀血《かっけつ》だそうです。救急病院に搬送されましたが、だめだったということです」

自殺でなくて正直私はほっとした。受け持ち患者が自殺すると直接の原因が自分にはなくとも主治医は打ちのめされる。

私は悪魔の手先？

事務所に連絡してカルテが届くのを待つ間、私は彼女のことを思い出していた。胸部レントゲン写真では右肺に大きな空洞があり、約1年間の入院中に数回の喀血があった。喀血の量は少ないこともあったが、受けた膿盆《のうぼん》の底が見えなくなるほど出ることも多かった。

血圧が下がるほどの喀血があったあと、私は彼女と母親に告げた。

「今回はこれで止まりましたが、だんだん出血量が多くなっていて、次が心配です。おそらく空洞の中で血管が露出していると思います。薬で菌を殺すことはできますが、出血を抑えることはできません」

心配そうに母親は頷《うなず》く素振りを見せたが、彼女は表情を変えなかった。

「何か方法はありますか？」

母親が尋ねた。

「足の付け根から管を入れて血管造影をして出血している血管を突き止め、それを塞《ふさ》いでしまう方法と、出血している空洞ごと肺を切除するか肋骨を切除して空洞を押し潰す方法が考えられます」

「とんでもない、血管を詰めたり肺を取るなんて、いったいどういうことよ。考える気にもならない」

私が話し終える前に、彼女は強い口調で提案を一蹴《いっしゅう》した。目は怒りに燃え、白い顔が赤く染まり、息遣いも荒くなっていた。これ以上興奮させるとまた喀血が始まってしまう。

「今すぐとは言いませんが、喀血のコントロールがつかなかったら、そのような選択肢があるという話です」

「つけてみせます。喀血しなくなればいいのでしょう」

彼女が語気鋭く言った。

喀血は目に見えるが肺の変化はレントゲン写真を通してしかわからない「間接的な現実」であり、血痰や喀血が主人公の死を意味するのは古い映画の世界だけ、という認識なのだろう。

これまで病気とは無縁に生きてきた彼女にとって結核にかかったことは悪夢、結核病棟は突然迷い込んだ異次元のようなものであり、手術などとんでもないことで、それを口にする私は悪魔の手先と感じたに違いない。

薄幸の美少女

1年前、彼女は発熱と血痰で近くの病院を受診し、結核菌が確認されてすぐに転院してきた。高熱が1カ月も続いていた彼女の身体は痩せ衰え、顔色は蒼白く、間断なく咳き込んで歩くのもやっとという状態は「結核文学」に登場する「薄幸の美少女」そのものだった。

胸部レントゲン写真には荒廃し崩れた右肺と結核病変が散在する左肺が映し出されていた。

それは私が見た中で最高度の変化だった。

なぜこの若さでこんなことに、とまず思った。若年者の場合、偏《かたよ》った栄養、夜遊び、不規則な生活の他、糖尿病や悪性疾患、エイズなどの合併を疑う。

私が繰り出す質問に彼女は「別に」とか「特に」とか答え、時に「そんなことあるわけないでしょ」と怒りを交え、ようやく聞き出した病歴はいずれにも当てはまらなかった。

彼女は証券会社に勤務しており、日常生活もごく普通の若い女性と変わりはなかった。咳や痰などの症状発現から、高熱が出てどうしようもなくなって救急病院にかつぎ込まれるまでの1カ月という時間が、このひどい状態を作り出したのではあるが、なぜなかなか病院に行かなかったのか。若年者で放置していたとはいえ、なぜここまで悪化したのか、この時点ではわからなかった。

若年者の結核はその基礎体力のゆえか、治療開始後しばらく経つと劇的に治癒していくことが多い。現にその頃、私は糖尿病性昏睡と広汎な空洞病変を伴った26歳の男性が劇的に改善していくのを目の当たりにしており、平成の結核なにするものぞという感を抱いていた。

入院時、私はかなりの自信を持って本人と母親に結核という病気と治療の予定、治癒の見込みについて説明したが、彼女たちの表情は変わらず、何か他人事のようで違和感を覚えた。

入院当日に結核の話を聞くと、患者も家族も不安に満ちた表情を浮かべることが常であるが、彼女たちは違っており、「あまりのショックに言葉も耳に入らないのだろうか」とその時は思った。

入院当日から強力な抗結核療法を始めたが、開始後2カ月が経過しても彼女のレントゲン写真は改善せず、炎症反応の低下も排菌量の減少も得られなかった。「うまくいっていないこと」を彼女は敏感に感じ、私にも焦りが芽生えてきた。

ある日、様々な疑問が1枚の検査報告書で氷解した。彼女の結核菌は多剤耐性菌で、使用してきたいずれの薬剤にも抵抗性を示していた。知識では知っていたが遭遇するのは初めてだった。わずかに感受性が残っている薬剤に変更したが効果は思わしくなく、治療は彼女の持つ自然治癒力、栄養、休養、気力が中心という一昔前の結核医療に逆戻りした。

露わになった苛立ち

彼女は最初の6カ月は何とか我慢した。愛想は良くなかったが、入院生活には特に問題はなく服薬もきちんとしていた。しかし、入院時に「早ければ6カ月」と言った私の言葉が効力を失った頃から、彼女は苛立ちを露《あらわ》にするようになってきた。

「こんなの無理、私は好き嫌いが多いのよ。自分の家だったら好きなもの食べて栄養つけて早く治るのに、味は悪いし冷めているし、とても食べられない」

彼女の怒りはまず病院食に向けられた。配膳する看護助手に呟き込みながらまくしたて、結局半分近く残して夜中にこっそりインスタント麺などを食べる日々が続いた。

熱心な栄養士が何とか彼女の口に合うものをと希望を尋ねに来ても、スパゲティボンゴレ、カルパッチョとか、彼女が少し前に暮らしていた世界に存在したものを挙げるばかりで、とにかく「口に合わない」の一点張りだった。

確かに病院食は改善されたといっても、食欲をそそるものではなく、栄養は計算されていてもそれは全部食べた場合のこと。

「食事制限はないから、何でも持ってきてもらっていいよ」と伝えると、彼女はようやく矛を収めた。

彼女の怒りはいろいろな方向に向かった。

「毎日入浴したいし、もっときれいなお風呂に入りたい」

これももっともで、タイル張りの古い浴室は隙間風が吹き込んで寒々とし、男性と女性が日替わりに使い、およそきれいとは言い難かった。

「病院は禁煙なのに地下や病院の裏で隠れて喫っているオッサンを何で怒らないの。そばを通るだけで臭くて気分が悪くなる」

これもその通りで結核の入院患者に喫煙者が多いのは事実で、彼らは煙草が喫えるまで回復すると喫煙し、病院側も隠れて喫って火事を出されるよりはましと見て見ぬふりをしていた。

「何で部屋の入り口がカーテンなのよ。オッサンらが通りがかりに隙間から覗いていることを知っている？　プライバシーはどうなっているのよ」

　これもごもっともで、私も赴任当時から違和感を覚えていた。昔の結核病棟は長期入院患者が多く、入り口をドアにすると閉め切って飲酒や博打《ばくち》などよからぬことをするためカーテンにしたと古株の看護師から聞いた。

　確かに今の常識からは信じられないことが結核病棟には残っていた。これも女性部屋はアコーディオンドアにすることを約束した。彼女の指摘に改善できるところは改善し、できないところは何とか彼女をなだめる日が続いた。

条件付きで外泊OK

　喀血が始まったのはその頃で、喀血の回数が増えると怒りは鳴りを潜めた。血管の塞栓術《そくせんじゅつ》や手術など身体を触る処置に拒否を貫いているうちに、やがて喀血は遠のいていった。

「ね、何もしなくても止まったでしょ」

　ある日の回診で彼女は勝ち誇ったように言った。

　とにかく炎症反応を抑えて熱を下げ、食欲を出し、体力を回復させる意味で通常は結核に用いることは躊躇《ちゅうちょ》するステロイドを短期間投与し、さらに抗結核薬としては承認されていないが効果があるニューキノロン系抗菌剤の投与を開始したところ、血液所見と全身状態にわずかずつ改善が見られるようになった。だが、耐性結核菌は手ごわく、排菌は続き胸部レントゲン写真にも目立った改善は認めなかった。

彼女のストレスは再び増大し極限に達して感情の起伏は大きくなった。

「なんで治らないのよ。いつまで入院すればいいの。もう嫌、私もう帰る。なんで私がこんなところにいなくちゃいけないの、不公平だわ。どうして、どうしてなのよ」

面会者が多い日曜日の夕方に彼女は決まって興奮し泣き出した。

この頃、入院当初は週3回来ていた彼の姿を見かけることが少なくなっていた。

彼女の精神状態はもはや極限に達していると私は考え、「排菌しているし、本当は外出や外泊はだめだけれど、出歩かないことを約束してくれるなら、外泊ＯＫにしてみようか」と彼女のご機嫌をとるように苦し紛れに口にした途端《とたん》、こわばっていた彼女の表情が初めて緩《ゆる》んだ。

早速その週末に迎えにきた彼の車に携帯用酸素ボンベを従えて乗り、彼女は外泊した。

今、その「カレシ」の顔は思い出せない。

彼は面談に同席したことはなく、回診の時にい合わせても質問してきたことはなかった。

外泊から帰院後、彼女のベッドの回りには犬の写真が飾られ、犬の雑誌がテーブルに並んだ。

外泊までは彼女は他の入院患者とは一線を画していたが、彼女は犬に興味を示す人には胸襟《きょうきん》を開いた。愛犬がコンテストで何回優勝したかを話し出すと、彼女は結核のことも入院のことも頭から消え去ってしまう様子だった。

「犬は私にとって恋人のようなものよ」

彼女はたびたび口にした。

それから月2回の外泊が恒例化し、そのたびに彼女は栄養を摂りに帰るんだと憎まれ口を叩きながら、でも笑顔をふりまきながら病院をあとにした。

遅々としてではあったが病気は治癒に向かっているように思えた。診察のたびに彼女の皮膚が張りと艶を取り戻しつつあるのがわかり、止まっていた生理も再開し体力も戻ってきていた。

判明した感染ルート

入院後9カ月目にようやく排菌が止まり、とうとう退院日がやってきた。

通常は排菌がなくなって2～3カ月は入院で経過を診るようにしていたが、彼女の張り詰めた精神はそれを許さなかった。

胸部レントゲン写真は入院時と比べて改善は見られず、彼女は将来低肺機能に悩まされることが予想され、炎症反応も下がり切っておらず不安だらけの退院ではあったが、主治医も看護師も看護助手、掃除のおばさんにいたるまで、この子が生きて退院できることを素直に喜んだ。

喀血や高熱の続いた時期に、そっと母親に最悪の事態も覚悟するように話したことがあったことを思い出し、私は心から良かったと思った。

退院の日、初めて見るような晴れやかな顔で彼女は彼の車に乗り、一刻も早くここを離れたいかのようにエンジン音も高らかに病院をあとにしていった。

退院前に彼女が住む地域の保健師が打ち合わせにやってきたが、その時Nの父親が2年前に耐性結核菌感染で亡くなっていたことを知った。これで彼女の感染ルートがはっきりし、入院時の説明で感じた違和感の「わけ」もわかった。

退院後初めての外来診察で名前を呼び、視線をそちらに向けるとセンスのいい服を纏《まと》った美人がいた。一瞬誰だかわからなかったがNだった。

「へぇー、驚いた。君かあ」

私はしげしげと彼女を眺めた。入院中の化粧っ気のない、ともすれば前がはだける病衣姿でも恥じらいを見せなかった彼女とはまったくの別人であった。

「どうですか、調子は？」

「最高です。食べたいものを食べて体重も2kg増えました。熱もないし、咳や痰は少し出るけれど大丈夫です」

表情は明るいように見えたが、何となく影が差しているような気もした。

「薬はちゃんと飲んでいる？」

「はい、ちょうどなくなりました」

レントゲン写真は退院時と変化なく、聴診所見も変わりなかった。病気はこのまま治っていくものだと私も彼女も信じ、彼女は病棟に顔を出し、馴染みの看護師や看護助手、掃除のおばさん、そして患者たちに挨拶し、差し入れを置いて帰った。

結核再燃

誰もが彼女の変化に驚き、「良くなったこと」を喜んだが、この日の検査で2カ月間消えていた結核菌が痰に現れ、炎症反応は退院時の5倍にまで上昇していた。結核が再燃したことは間違いなかった。私は母親に電話をかけ、伝えたいことがあるから早めに来院するように伝え、併せて結核病棟の診察室にくることを指示した。

そして1週間後、前回とは打って変わって暗い表情の彼女が、再び私の目の前に座っていた。

「残念だけど、また結核菌が塗沫《とまつ》で出ているし、炎症反応も上昇しているよ」

「やっぱり、先生から電話があったということで、そうではないかと思っていました」

彼女は表情を変えずに答え、母親は診察室の入口にじっと立っていた。

彼女が事実を一応飲み込んだ頃を見計らって私は口を開いた。

「気が進まないのはよくわかっているけれど、もう一度入院してしっかり治療をした方がいいと思うよ」

私の言葉が終わるか終わらないかのうちに、彼女は以前喀血の治療を断った時と同じように私を睨みつけ、語気強く言った。

「嫌です、今度無理やり入院させられたら犬を道連れに死んでしまうから。彼とは別れたし、もうどうなってもいいから、入院は絶対に嫌」

彼女は下を向いて嗚咽《おえつ》した。しばらく説得を試みたが彼女の意思は固く、母親も交えた話し合いを続けた結果、とても入院は無理と判断し、私は妥協案を出した。

「どうしても入院は嫌、だよね」

「はい」

少し落ち着きを取り戻した彼女は短く答えた。

「じゃあね、こういう案はどう」

私はもう一度痰を調べ、陽性なら自宅から極力出ない条件のもとに彼女の家に近い結核病棟を持つ病院で通院治療を行うという提案をした。

彼女の結核が判明した時、その病院は満床だったためこちらへ紹介されてきたという経緯もあった。そこなら彼女の家からバイクで通院可能だった。本来は入院治療が必要だが、今ここで押し問答をしても解決はつかず、とりあえず何とか治療をつなぐ必要があった。

彼と別れたということは、この病院に来る足がなくなったことを意味し、公の交通機関を利用するのは問題だった。

「これでどう？　あとのことはまた考えるとして」

「仕方ないです」

彼女は渋々ながらも頷き、肩を落として診察室を出て行った。

その後ろ姿がこの世で私が見た彼女の最後の姿だったが、今思い出そうとしてもぼやけている。すでに彼女の魂は肉体を離れつつあったのかもしれない。

見送る時に感じた表現のしようがない閉塞感、絶望感は今も心に残っている。

散る桜、残る桜も……

外は晴れて暖かく、病院の周りも桜が満開だった。彼女はやわらかい日差しの中、桜のトンネルの中を自宅に帰っていった。彼女の目にこの日の桜はどのように映っていたのだろうか。そして10日後、母親の震える涙声が電話を通じて伝えたのは、彼女がテレビゲームを10時頃まで楽しみ、もう寝るわと言って横になった直後、「苦しい、息ができない!」と叫び、口から真っ赤な泡立った血が溢れだし、それっきりだったという最期の様子だった。

救急車に乗せられた時、すでに脈は触れなかったらしい。一瞬だったとしても彼女を襲った不安と恐怖はいかばかりのものであっただろうか。それを思うと胸が痛む。

彼女は何を思っただろうか。まだまだあったはずの未来を、健康を、そして彼を失い、さらに命までもが彼女の手から滑り落ちていく瞬間に、彼女の心は激しい怒りに震えたのだろうか。薄れる意識の中で、苦しみや焦り、絶望の生活に別れを告げることができて、ほっとする気持ちもあったのだろうか。

彼女が死んだ日の夕方から雨が降り出し、散り始めていた桜は一夜でそのほとんどが地上に舞い落ちた。

私はその日の夜、カルテにあった彼女の住所から家を捜し当て、少し離れた場所に佇《たたず》んだ。路地を入った奥の家に彼女の名字が掲げてあり、ぼんやりと明かりが漏れていた。

彼女が最後に生活した空間で私は彼女の冥福《めいふく》を祈った。

桜花の中にも満開を待たずに散ってしまうものがある。しかし、いつかは全部が散っていく。桜と彼女の短い人生を重ね合わせながら、私はそっと立ち去った。

3　虫の音

死期は序を待たず

もう夏も終わりなのか、夜になるとクリニックにもいろいろな虫の音が響いてくる。自動ドアの開閉と共にこおろぎがクリニックを訪れ、院内に流れる音楽に合わせて鳴いていることもある。

そういえば、あれほどうるさかった蝉の鳴き声はめっきり少なくなり、日中の陽射しはなお強くとも、夕方にはひんやりとする風が吹き抜け、深夜に帰宅する時にはオリオンが東から立ち上がり、天頂にはプレアデス星団がさざめいているようになっていた。

季節は徐々に変わりゆき、時はゆっくりと着実に流れ、生命は移ろっていく。

自分自身も納得できる定まった時間を過ごす命もあれば、突然ファイナルカウントダウンが始まり、閉演を告げられる命もある。あたかも外からは見えない砂時計が反転したかのように。

まさに徒然草の、「死期は序を待たず。死は、前よりしも来らず。かねて後に迫れり。人皆死ある事を知りて、待つことしかも急ならざるに、覚えずして来る。沖の干潟遥かなれども、磯より潮の満つるが如し」である。

個々の命は大きな流れの中にあるが各々はつながり、生命の揺らぎにより水面はざわめき、乱れる。しかしやがて流れに呑まれ、そして何事もなかったかのように水面は静まっていく。理不尽だと嘆いても、抗《あらが》ってみても運命は変わらない。

I

何かおかしい

「どうも最近お腹の調子が悪くて」

診察室に入ってきた女性は挨拶に続いて、私の「どうですか調子は？」といういつもの問いに答えて言った。表情は硬くない。

「どんなふうにですか？」

「今までこんなことはなかったのですが、最近便秘がちで時々吐き気がして、もどすこともあるんです」

「もどす」という言葉に引っかかりを感じる。

「大便の様子はどうですか、細いですか、量はどうですか、ガスはどうです？」

私はこのような場合の決まった問いかけをした。

「時々ほんの少しのやわらかい細い便が出ますが、気持ちよくは出ません。ガスもほとんど出ませんね」

彼女はそれまでも時々仕事が忙しくなると、腹部の異常を訴えることがあり、今回もまず精神的なものを疑った。

「じゃあ、ベッドに横になってください。そうそう膝《ひざ》は立ててお腹を出してくださいね」

私は立ち上がり、ベッドに歩み寄った。彼女の腹部は全体に膨隆《ぼうりゅう》し、触診してみると左下腹部に圧痛が認められ、聴診ではグル音は弱々しく聞こえた。どこからか「何か違う」という声が聞こえたような気がした。通常の便秘ではまずレントゲンは撮らないが、この時はなぜか撮る必要があると感じて私は言った。

「多分、便秘だと思いますが、どのくらい溜まっているかレントゲンで見てみましょうか」

彼女は素直に頷き、レントゲン室に向かった。

レントゲン写真では大腸全体に便が溜まっているが、腸閉塞《ちょうへいそく》を疑うようなガス像は見られなかった。単純に考えれば便秘の所見だった。しかし、「何かおかしい」という声がまた聞こえたような気がした。

「普通の便秘と思いますが、こんなきつい便秘は初めてですか」

「これまで下痢することがあっても便秘はねえ、それに吐き気が続くなんて初めてです」

「とりあえず下剤を2種類出してみますが、ちょうど明日がエコー検査の日なので念のため超音波でお腹全体を診てみましょうか。それと、大便の中に目に見えない血が混じっていないかどうか調べる検査もしておきましょうね」

「ええ、わかりました、お願いします」

超音波検査はもし日程が合わなければ積極的には勧めないつもりだったが、いつもは仕事の都合がつかずに検査は忌避的な彼女が、この日に限っては珍しくすっと了承した。

1カ月1回のエコー検査日の前日に来院したことも含めて、これは何かの計らいなのだろうか。あとで私はそう思い、彼女の亡くなった母の顔を思い浮かべた。

彼女は診察室を出て行った。そして入れ替わりに受付事務職員が入ってきて、ちょっと怒った顔で言った。

「先生、明日のエコーはもういっぱいで無理です、とても入りませんよ。来月ではだめですか」

「だめだよ、何かおかしいんだ。一人ぐらい何とかなるだろう」

「もう、いつもそうなんだから、知りませんよ」

もちろん本気で言っているわけではないので、このようなことはいつも聞き流すことにしている。緊急性がなければ検査をあとに回すことはあるが、必要と考えてオーダーする検査ゆえ多くの場合は最初の意思を通した。

これは小さな組織だからこそできることである。検査の要否、重要度を決めるのは言うまでもなく医者であるが、施設によっては規則、終了時間、定員、つまり内部事情を優先してクレームがつき、その結果、検査のタイミングを逸することすらある。

大病院や大学病院においてはこのようなことがままあり、若い医師は検査室や技師の顔色をうかがいながら検査をオーダーすることが常だった。時間外や緊急の検査依頼、レントゲン撮影がすっと受け入れられることは少なく、理由を問われ、厭味の一つも言われやっと受け付けられた。大学病院において最も立場の弱い者、それは研修医だった。

ふとそんな遠い日のことを思い出した。

ファイナルカウントダウンが始まった

翌日、彼女の検査が始まった時、時計の針はもう午後5時を回ろうとしていた。通常よりも長いかなと思い始めた頃、検査が終了した。

彼女が待合室に出たことを確認してエコー担当の技師が私を手招きした。

「先生、肝臓に転移があります。原発は大腸のようですね」

彼女が示したエコーの写真には肝臓にふたつの腫瘍がくっきりと写り、またS字状結腸が狭窄している像が見てとれた。私はしばし言葉が出なかった。遠隔転移のある大腸癌、イレウス、結腸手術、肝転移に対しての治療、化学療法などと共に予後不良という言葉がよぎっていた。

しばらく考えたあと、私は彼女を診察室に呼び入れた。

「腸に狭いところがありますね。エコーだけなので詳しいことはわかりませんが、ひょっとしたら捻《ねじ》れて狭くなっている可能性もあります。その場合、腸の壁が脆弱《ぜいじゃく》になっていることもあるので押し出す下剤はやめておきましょう、弱いところに圧がかかっては危険ですから」

私は頭の中で説明に矛盾が生じないように考えながら話した。

「どうしたらいいでしょう」

彼女はまだそれほどの不安は感じていないようだった。

「もっと詳しい検査が必要と思います。ひょっとしたら外科的な処置も必要かもしれません。近くの病院か大学病院を紹介しましょうか」

彼女は誰かと話しているように頷きながら、しばらく天井を見上げていた。

「できたら大学病院がいいです。近くの病院は母が死んだところなので気が進まないし、勝手を言いますが、お願いします」

話はとんとん拍子に進み、2日後には彼女は大学病院の外科の大腸肛門を専門とする医師の診察を受け、2週間後の入院が決まった。

彼女はまず全身の検査を受け、最初に大腸の切除を受け、便の通過性を確保するだろう。しかしそれは根治手術ではない。可能ならば肝臓の転移腫瘍も同時に切除するかもしれない。そして化学療法が次に待っているはずである。予後は遠隔転移に左右される可能性が高い。

私は大学病院時代に入院してきた大腸癌肺転移の患者さんたちを思い浮かべた。転移腫瘍切除で5年生存した人もいた。また身近に多発性肝転移を持ちながら大腸の手術後5年以上経過して元気で働いている人もいる。しかしその反対に、単発の転移腫瘍切除後に肺全体に無数の転移巣が現れて急速に呼吸不全に陥った人もいた。

経験を重ねるに連れ、個々の悪性腫瘍の予後を予想することはできないというのが偽らざる気持ちである。

私の話と大学病院の医師の話を総合すると、おぼろげながらも彼女は何かを感じ取っていると思う。外来では努めて明るく振舞っていたが、家に帰って一人広い部屋にいると、手術のこと、寝たきりに近い父親や家のこと、仕事のことを考えると体の底から湧き上がってくるような不安が彼女を包み込み、そして我が身に起こったことがまだ信じられなくて、これは夢ではないだろうか、夢なら早く覚めて欲しいと、隣の部屋の仏壇の母の遺影に向かって語りかけたであろう。

彼女の運命は突然動き出し、残り時間のわからないファイナルカウントダウンが始まった。彼女が今、歩み出そうとしている道にはいくつかの分岐点があり、選択を迫られるたびに迷いながら選び、いずれの道をたどってもいくばくかの後悔は残るだろう。そして行く手には山や谷、深い森も待っているに違いない。その先がどうなっているのかは誰にもわからない。

生前の母親には彼女が影のようにいつも寄り添っていた。

その時、診察室を去って行く彼女の後ろに風が吹き抜けた気がした。彼女の亡き母が同道しているのではと、ふと思った。

第六感

知り合いから患者さんを診て欲しいとの電話があった。

「どんな人ですか？」

「私の友達の旦那さんで、何か困っているらしいわ」

いつものことながら詳細不明な紹介だった。この知人は顔が広く、今まで何人かこのような形で患者さんを診察したが、疾患や状態は多彩だった。

「土曜日の午後最後でどうですか？」

「言ってみるわ」

そして彼は土曜日の午後、奥さんに付き添われて私の前に現れた。

長年医者をやっていると何となく悪性疾患の人の雰囲気がわかるようになる。彼と顔を合わせた瞬間、彼に悪性疾患が潜んでいることを感じた。なぜと尋ねられても困るが、言葉では言い表せない、経験から生まれた第六感とでも言うべきものだろうか。

診察は約1時間にも及んだ。

彼と妻から聞き出した話で、おおよその見当がついた。糖尿病の悪化、4カ月で10kg以上の体重減少、胃部と背中の痛み、おそらく膵臓癌《すいぞうがん》だと思った。

診察所見はそれを裏付けた。左季肋《きろく》部に圧痛、肝臓は2横指以上硬く触れ、左背中に脊柱起立筋から腰にかけて広範な突き上げるような痛みを感じる部分があった。

彼は糖尿病、高血圧症の治療を近医で受けていた。

今年の春に糖尿病のコントロールが突然悪化し、体重減少が始まり腰痛が出現した。これだけのキーワードで（膵臓癌が疑わしい）とたいていの医者は感じる。近医もおそらくそのように感じ検査を行なったのだろう。

全身CT、胃カメラが行なわれたが特に変化がなかったらしい。これが膵臓癌の怖いところで、第一線の臨床医で膵臓癌で苦い経験をした医師は多いと思う。私も症状から疑って繰り返し調べるも見つからず、少し時間をおいて調べたら進行した膵臓癌が見つかったという経験がある。

また症状からエコーを行い、怪しい所見があったのでCTを依頼したが何もないと言われ、その1カ月後の再検査で進行した膵臓癌が見つかったこともある。そんな時、家族は病院にかかっていたのになぜもっと早く見つからなかったのか、見落としていたのではないかという不信の目を医師に向けてくる。

そんな経験から私は造影CT検査を選択し依頼した。造影しない単純CTでは評価不能なことが多いことを過去の症例から学んでいたゆえである。

結果は思ったよりも進行した状態を示していた。肝臓には数え切れないほどの転移巣があり、膵頭部には腫瘍があり周囲の血管、胆管、膵管を浸潤《しんじゅん》圧迫《あっぱく》、そして腹腔神経節にも浸潤していて激しい痛みの原因となっていた。

さらに腫瘍は腸腰筋にも複数転移しており、これが背中から腰の痛みの原因となっているようであった。もはや手術は望み得ず、積極的な治療も困難な状態であることは明白だった。

その週の金曜日、夜診の最後、午後10時を超えようとする時間に彼は私の前にいた。クリニックは静かで、虫の音と時折通る車の音だけが聞こえる。不安の色が彼と妻の周囲に漂っていた。

「CTの結果ですが、痛みはお腹の神経が集まっている部分、ちょうど胃の裏、膵臓の近くですが、そこの変化によるもののようです。何かが神経を刺激しているようです」

「原因は何でしょうか？」

緊張でかすれた声を振り絞って彼が言った。

「そうですね、何らかの炎症をまず疑います。しかしCTは放射線を使った影絵なので存在や形は示しますが、その質まではわかりません」

そこで私は一旦言葉を切った。彼も妻も思考停止したような表情をしていたが、頬は上気していた。何かあるというショックで胸がドキンとし、やがて早鐘のように鼓動を打っているのであろう。

ややあって視線が私の方を向いたことを見定めたのち、私は言葉を続けた。

「質の評価にはもっと詳しい検査が必要で、それは大学病院クラスで行なってもらうべきでしょう」

「そうですか、すぐに行った方がいいですか？」

今度は妻が落ち着いた声で問うてきた。

「はい、痛みのこともありますのでできるだけ早い方がいいでしょうね。紹介状を書いておきますので月曜日の朝、取りに来てください」

痛みの発生源がわかってほっとした反面、大学病院にまで行って検査しなければならない何か重大なことが起こっているという漠然とした不安が彼と妻を包んでいた。私はその波紋が静まるのを待つ間、視線をそらしてシャーカステンにかかった彼のＣＴを見つめていた。

最高の痛み止め

しばらくの沈黙のあと彼が口を開いた。

「この痛み、何とかなりませんかねえ」

「今はそれだけでいいんですがねえ」と彼は続ける。

「そうですねえ、何とかしましょうか」

すでにモルヒネを使おうと心は決まっているのに、私は考え迷っているように彼の語尾に合わせて答える。

「一番副作用の少なくて確実な鎮痛剤はモルヒネです、これを使いましょうか」

多くの人はモルヒネと聞くとぎょっとした表情でこちらを見る。

「大丈夫ですか。気がおかしくなったり、癖になったりしませんか？」

大概の人は同じことを口にし、私の返事もいつも同じだった。

「大丈夫です、薬として使う限り問題はありません。イメージは悪いですが、最高の痛み止めです。もちろん癖になることもありません。注射とは違います」と私は自分の腕に注射をする仕草をした。

「便秘と少々の吐き気以外は副作用もなく、安全な薬です。普通の鎮痛剤の方が胃を荒らしたりして具合が悪いですよ」

彼はそこで思いもかけないことを口にした。

「明日は舞台なんですよ。何とかして行かないと年寄りばかりで欠員が多くて、困っているんです」

彼は歌舞伎の囃子方だった。

「それならなおさらモルヒネがいいですよ。この薬を使う目的は痛みを止めることはもちろん痛みを出さないようにすることです。１日ではなかなか至適《してき》な量が決められませんが、できるだけ努力してみましょう」

私はモルヒネと吐き気止め、さらに緩下剤を処方した。

翌日、舞台の前に彼と電話で話したところ、鎮痛効果はあったようだった。

月曜日、彼は息子と妻と共にクリニックへやってきた。

「どうでしたか、昨日は？」

「何とかやり遂げました。痛みはましになりましたが時々強い痛みがきます」

彼によると痛みは早朝が強いようだった。

「そうですね、夕方の薬を2錠から3錠に増やしましょう、それで朝が楽になると思いますよ。昨日はお疲れでしょうから、ちょっと点滴でもしておきましょうか」

彼が点滴室に入ったことを確認して、私は家族を診察室に呼んだ。そして画像を示しながら診断は進行した膵臓癌である可能性が高いこと、肝臓や筋肉に転移していること、痛みの原因は筋肉への転移、神経節への浸潤であること、どのような治療が可能か明日大学病院に行ってまず相談してみること、方針が大体定まったらご本人に何らかの形で知らせる必要があること、特に化学療法を行なうのであれば了解の上協力していただく必要があること、ご家族もご本人も医者にお任せではなく、できるだけ理解した上で共に協力して治療に当たる必要があること、告知後はご家族をはじめとして治療に携わる者みなで患者さんの精神的サポートに当たる必要があること、といった内容を話した。

妻と長男は頷いていたが、おそらく私の話の半分も耳に入っていなかったのではないだろうか。昨日も舞台を務めた夫が父が進行癌なんて、誰も俄《にわ》かには信じられないのが当然であろう。しかし、すでにファイナルカウントダウンは始まり加速している。もはや誰にも止めることはできない。

一つの納得

彼は大学病院を受診したが事前の問診で告知を希望しないという項目にチェックしたため、化学療法などの積極的治療は選択肢から外れ、また痛みだけの治療では1カ月以上待って2週間入院が限度と言われた。

また話の中で抗癌剤治療という言葉が出たため彼は態度を硬化させ、絶対にそんな治療は受けないと家族に怒鳴ったという。温厚な彼が家族の前で初めて発した怒声であった。彼に時間の猶予《ゆうよ》はなく、病気は一気に坂道を下る勢いで進行している。この暴風雨のような時間の中で、彼とその家族にできるだけ納得のいく時間を提供するのも医療者の務めであろう。

患者及び家族の納得は、結果よりも最高の医療を受けた、できるだけのことをしてもらったということに発するのではないだろうか。大学病院で診察を受けたということは患者及び家族にとって一つの納得であり、それからの旅路の出発点になる。彼と彼の家族は突然悪夢のような時間の中で翻弄され流されていこうとしている。

後日、紆余曲折を経て彼は近くの公立病院に入院することになった。ようやく進む道が決まったことで彼と家族は安堵の色を見せた。とにかく何かやってもらえる、これから行なっていく。たとえそれが対症的なものであったとしても、それだけで気持ちは軽くなる。

彼とその家族は少し落ち着いた様子で深々と頭を下げ、診察室を出て行った。私は礼を返し、その背中を見送りつつ、彼らが一時でも平安かつ納得できる時間を共有し得ることを願った。

4　治してや

「治す」とは……

医者は病気を「治す」ということに、どのくらい関わっているのだろうかと考えてしまうことがある。例えば風邪の患者さんがいて、薬を処方し吸入や点滴をして2日後に良くなりましたとその人が言っても、はたして治療が奏功したのか、人間に備わった自然治癒力で良くなったのか本当のところはわからない。

肺癌に対して手術を行なった患者さんが5年生存しても、それが手術のおかげだったのか、癌そのものの性質によるところ大であったのかはわからない。

随分前になるが、80歳の肺癌患者さんに手術を勧めたことがあった。組織型は腺癌でリンパ節転移もなくI期と診断、外科治療の適応だった。しかしその人はすべてをしっかりと理解した上で、頑として手術もその他の治療も拒否した。そして無症状で5年あまり通常の生活を送り、癌以外の病気で他界した。

逆に、80歳代で説得して手術を行ない5年生存した肺癌患者さんも、思い出す限り二人いる。

しかし、手術しなかったらどうだったかはわからないし、手術後の「生活の質」は明らかに術前のそれより低下していた。こうなると今まで自分が関わってきた患者さんにとって手術という治療方法が本当に良かったのかどうかわからなくなってしまう。

では「患者さんにとって良い」とはどういうことなのだろうか。

治療の効果判定は悪性腫瘍の場合、腫瘍の縮小度、生存期間の延長を尺度とするが、それでいいのだろうかと思うことがある。たとえ平均的な生存期間を凌駕《りょうが》したとしても、その間は入退院の繰り返しであったとすれば、その人自身は良い選択をしなかったと評価するかもしれない。

「治す」とは元通りにすること、悪いものを除くこと、長く生きることではなく、その人の人生にとって最良と考えられる、できるだけのことと定義した方が良いのだろうか。

ここでまた最良とは何かという命題が現れる。

医者が最良と考えることと患者が良かったと思うこととは、えてして異なる。

医者は病気の評価から始めて理詰めで考え、第3者として冷静に判断する。患者さんは感情でとらえ、当事者として迷う。

医者は信じるところを説明、説得し、患者は理解に努め、納得しようとする。

両者が一致団結して病気と闘い、お互いその結果に納得できることが理想であるが、そこに両者の微妙なずれが生じていることも多い。

しかし、やり直し、二通りはできないのが臨床であり、そこに患者はもとより医者の迷いや悔いが渦巻いている。

振り返れば結果から胸を張って治すことができたと言える患者さんも確かにいる。その一方ではたしてあれでよかったのだろうか、良かれと思って選択した治療がかえってその患者さんを苦しめたのではと考えてしまうことはもっと多い。

「治す」とは、といつも考えている。

つながった命の輪

土曜日の昼下がり、その日最後に診察室に入ってきたのは子供を抱いた若い夫婦だった。微笑んで挨拶した母親は一見何も変わったところはないが、よく見ると襟《えり》で隠すようにした胸元にはガーゼがかかっている。彼女の前頸部には縦7cmの永久気管瘻が開いており、その中にはシリコン製のチューブが挿入されている。この管があることで呼気が声帯に流れ、普通に発声が可能となっている。

問診や聴診などの診察が一段落して、私は彼女に話しかけた。

「もう何年になるのかなあ、あれから」

「そうですねえ、10年になるかな、私が17歳の時だったし」

彼女は昔を思い出すように感慨深げに答えた。

私はいつものようにガーゼをとり、チューブを外そうとしたが、引き抜く時に把持《はじ》する（しっかりと握って持っておくこと）部分が上だったか下だったか一瞬わからなくなり手が止まった。

「あれ、上からか下からか、どっちからだったっけ。悪いけどいつも自分でやっているようにやってみて」

私は苦笑いしながら彼女に言った。

「もう、昔は先生が教えてくれたのに」

彼女も笑いながらバッグから鏡を取り出し、それを私に持たせて慣れた手つきでチューブを抜いた。上からだった。この瞬間彼女は声を失う。抜いたチューブは看護師が受け取り、水道水で洗浄し、拭って彼女に返した。彼女は用意したゼリーをつけて目にも留まらぬ早業でチューブを気管に挿入し、声を取り戻す。

傍らでは夫が赤ん坊を抱いている。彼は彼女がこの状態になってから知り合ったと聞いていた。あの時この子の命を救うことができなかったら、この赤ん坊はこの世に誕生し得ず、彼女の命の連鎖は断ち切られた、と思うと不思議な気がした。

バルーン拡張療法

交通事故による脳挫傷、気管損傷で彼女が救急病院に搬送されたのは年末だった。1カ月後、全身状態が安定して安堵の色が周囲に広がった頃、彼女の喉から喘鳴《ぜんめい》が聞こえるようになった。挿管《そうかん》されていた気管チューブによる損傷か、事故による気管損傷によるものかはわからなかったが広範囲の気管狭窄が生じていた。その治療目的で大学病院に転院となったのは春先だったように覚えている。

電話で依頼してきたのが私の同級生であり、またその頃、気道狭窄のバルーン拡張療法が注目されていたので、気管狭窄と聞き、私はバルーンで開大する良い症例と考え、二つ返事で引き受けた。

転院してきた彼女はニコニコしていたが視線は定まらず、食事や排泄は自分ででき、簡単な意思表示もできるが、発する言葉の多くは脈絡《みゃくらく》のない羅列で細かい会話は成り立たなかった。諸検査の結果、気管狭窄は思いのほか広い範囲に及んでいることがわかった。

彼女は少し動くと喘鳴を生じ、苦しそうな表情をした。

「先生、いつ窒息するかわからないような呼吸ですね」と担当の看護師が言った。

看護師は時に医者が本当はわかっているが認めたくないことをストレートに表現することがある。この時もそうだった。私はこの呼吸状態が予想していたより緊急的なものであることを感じていたが、認めたくない気持ちが相半ばし、二つ返事で引き受けたことを少し後悔し始めていた。

しかしこの看護師の言葉が迷っていた私の気持ちを前に押し出してくれた。

「明日、家族を呼んでおいてください。処置の日程を早めるかもしれません」と私は看護師に告げた。

その日の症例検討会に、私はこの患者を提示した。治療方針について検討が行われ、可及《かきゅう》的《てき》すみやかにまずバルーン拡張術を試みることが決定した。

処置は予定を繰り上げて、その週のうちに行うことになったが、まだこの時点では楽観と期待が私の心の中では色濃かった。

気管支鏡セット、レントゲン透視台などが並ぶ手術室で麻酔医はいくつものモニターを注視しながら、ゆっくりと麻酔を導入、気管チューブを挿管し、狭窄部位より中枢に気管チューブを留めた。換気しながら気管支鏡が挿入できるコネクターに換えて、まず気管支鏡で狭窄部の観察を行なった。気管はその部位で漏斗《ろうと》のように狭くなり、そこから先に5㎜径の気管支鏡は挿入できなかった。

「ちょっと硬そうですね」

テレビ画面を見ていた後輩が言った。

「とにかく膨らませてみよう、10㎜径、3㎝長のバルーンを出してくれ」

レントゲン透視を用いて狭窄部位をテレビ上にマーキングし、バルーンを挿入、造影剤を注入し段階的に圧をかけ狭窄部を開大しようとしたが、バルーンはくびれたままだった。

数回繰り返しても狭窄はびくともしなかった。

「もうこれ以上圧をかけると危険ではないでしょうか」と後輩の医師が遠慮がちに声をかけてきた。

「もうこの辺でやめておけ」

続いていつの間にか部屋に入ってきていた教授が口を開いた。

「わかりました」

手術しかない！

術者は時に冷静さを失い深追いすることが多く、その時第3者の醒めた目と判断が必要となる。私はそこで処置を断念した。バルーンを抜いて気管支鏡で観察すると狭窄部位はまったく広がっておらず、血液が滲《にじ》んだ様子もなかった。

「手術しかないな」

麻酔科の後ろで仁王立ちになっていた教授がつぶやいた。

そのまま手術室が症例検討会の場となり、手術の方針はすんなりと決まったが問題は彼女が理解し、協力してくれるかだった。

「今の状態では術後管理が心配ですね。変に動いたら吻合部《ふんごうぶ》が離開してしまいますよ。吻合部に圧がかかるから、鎮静して人工呼吸器というわけにもいかないし」

「もう少しコミュニケーションが取れるようになるまで待ってはどうでしょうか」

「でも、今の状態ならそれまでに窒息してしまうかも」

「気管支鏡の所見ではすぐに狭窄が進行するようには見えないし、痰が詰まらない限り当分は大丈夫ではないか」

「ベッドサイドに小児用の気管チューブを常備しておいて、いざという場合には挿管したらどうでしょうか。今日の様子なら４㎜のチューブは何とか通りそうですよ。幸い狭窄部はまっすぐだし」

いろいろな意見が出され、次第に方向性が定まってきた。

「呼吸状態はどうですか、麻酔の先生。抜管できそうですか」

「もうすぐできそうです、呼吸は安定しています、意外といいですね」

「今の状態ならまだ待つことができそうですね。コミュニケーションが取れるようになるまで待ちましょう。しかし、いつでも手術ができるように準備はしておいてください」

それまでみんなの意見に耳を傾けていた教授の言葉で方針は定まった。

私を治してや！

それからの毎日、私は彼女に話しかけた。彼女は病棟にも慣れ、話していることは理解できているようであったが、息が苦しくて返事はしにくそうだった。わかっているような、わかっていないような、推測、身振り、表情をうかがう会話が続いた。

「ワープロはどう、やったことはありますか」

ある日、私はふと思いついて言った。

「多分できると思います」

付き添っていた母親が答えた。

「家にあったら持ってきてください」

翌日、彼女のオーバーテーブルにはワープロが置いてあった。彼女は毎日キーボードを触り、私や担当の看護師、家族、友人が付き添って彼女は文字や文章を探した。友達の名前や脈絡のない言葉が並ぶ毎日が続いたが、ある日私がベッドサイドに行くと彼女が画面を見るように目で合図してきた。液晶画面には文字が並んでいた。

「私を治してや」と。

彼女の脳の回路が突然つながったとしか思えない出来事だった。

それからの彼女の回復はめざましかった。現在の状況の説明も手術の必要性やリスクの説明も彼女は理解し、ワープロで返事した。

そしていよいよ手術の日が決まった。

前日、彼女のワープロにまたあの文字が並んだ。

「先生、私を治してや」と。

私は「わかった」と答えた。

手術は予定通りに行なわれ、狭窄した気管を切除、気管を端々吻合、吻合部を胸腺とその周囲の脂肪組織で被覆し手術を終えた。

「ちょっと心配ですね」

最後の皮膚縫合《ほうごう》を終え、創部を消毒、ガーゼを当てながら私は術者であった講師に声をかけた。手術室は後片付けの体制に入ってざわめいている。

「そうだなあ、思っていたよりも切除気管輪が多かったなあ。ぎりぎりで吻合したけれど緊張が高い状態だね。術後3週間は首を前屈位《ぜんくつい》で保ってくれ」

吻合部《ふんごうぶ》（気管軟骨を縫合しつないだ部分）に圧をかけないため気管チューブは抜管され、呼吸状態が安定していることを確認後、彼女はICUに入室した。

彼女は十分に自分の状態を理解していたので術後の安静は保つことができた。

頷くように彼女は首を前に傾けてギブスベッドに横たわっていた。首を前屈させることで吻合部の離れようとする圧は逃げているはずだった。

頑張ろうな

手術から1週間目、彼女はＩＣＵからＨＣＵ（High Care Unit、「高度治療室」のこと）に移った。ここまでは何のトラブルもなかった。すべてうまくいくような空気が漂い、彼女はよく理解し安静に耐えていた。

その日は私が当直で、一人の後輩医師が病棟に残っていた。ナースステーションでカルテを整理していると、ＨＣＵ担当の看護師がやってきて報告した。

「何だか呼吸が苦しそうです。それと頸部が少し腫れているように思います」

その言葉だけで十分だった。おそらく縫合不全が起こり、皮下への空気漏れが生じているに違いない。そう確信した私はＨＣＵに向かった。

事態は思いのほか切迫していた。彼女は喘《あえ》いでおり、頸部は膨らみ、酸素飽和度は90％を切ろうとしていた。吻合部が離開している、このままでは死ぬ、と私は咄嗟《とっさ》に判断した。

やるべきことは呼吸する道を確保することだった。

私は酸素流量の増加、気管支鏡、挿管の用意と、人を集めるように指示した。そして彼女の耳元で、彼女をそして自分自身を落ち着かせるようにゆっくりと説明を始めた。

「つないだ気管、空気の通り道に漏れが起こった。これから少し眠ってもらって鼻から管を入れ、呼吸できるようにするよ。目が醒めたら声が出ないけれど少し辛抱してね。そのあとどうしたらいいかはまた考えるよ。大丈夫、いい方法を考えよう、頑張ろうな」

私は準備が整ったことを確かめ、点滴から静脈麻酔薬を注入するように指示した。右鼻孔を表面麻酔し鼻孔の拡張チューブを挿入、そして気管チューブに気管支鏡を通し、拡張チューブを除去、気管支鏡と共に気管チューブを鼻孔に挿入した。

この時点での筋弛緩剤《きんちかんざい》を注入、呼吸停止と同時に気管支鏡を直視下に喉頭から気管に進め、離断した気管を通過させ、この気管支鏡に沿わせて気管チューブを挿入、気管支鏡を抜きながらチューブを気管分岐部の直上まで進めた。チューブをしっかり固定し気管支鏡を抜き去ると空気の通り道が確保でき、アンビューバッグ（手動で人工換気を行う器具のこと）による換気で彼女は顔色を取り戻した。

この間、流れるように処置は進み、彼女の低酸素時間は最少にとどまった。処置中、立ち会った誰もが無言だったが、チューブが固定され酸素飽和度が１００％になった瞬間、ほっとしたどよめきが起こった。


看護師の気付きから処置終了まで、どの流れが狂っても彼女は助からなかった。

彼女の状態が落ち着いてからいろいろと検討が行なわれたが、再吻合は無理と判断。結局、耳鼻科のアドバイス通りに、離れずに残った後壁を生かして前頸部に気管瘻を作成、シリコンチューブを留置し発声を維持することになった。もし気管が完全に離断してしまっていたなら中枢部で気管は閉鎖、末梢気管を頸部に固定する方法しかなかった。そうなると彼女の声は失われていた。

この状態のまま彼女は急速に回復し、自分でチューブの管理ができるようになって退院となった。

原状復帰はできていないが……

「先生、この穴いつか閉じることができる？」

彼女は入院中も外来で顔を会わせた時もたびたび私に問いかけた。

「いつかなんとかしようなあ」

私は確信を持てないままに、いつもそう答えていた。

耳鼻科の同級生は肋骨を気管軟骨の代わりに段階的に移植してはどうかと提案した。大学で、そして私が大学を辞めてからも耳鼻科の助けを借りて、何度かその方法で閉鎖する試みは行なったが、いずれも失敗に終わった。

気管は決して清潔な場所ではなく、絶えず感染の危険が隣り合わせの処置となる。軟骨を移植しても感染、また吸収、萎縮してしまい粘膜のない気管部分には痰が貯留して吸引を要することもあった。わずかに気管瘻の長さを短くできた時点で、私も彼女もそれ以上の処置を断念した。

あれから月日が流れ、彼女は母となった。チューブを入れながらではあるが日常生活に不自由はなかった。

「先生、いつかこの穴、閉じることができるかなあ」

診察室で久しぶりに彼女はこの言葉を口にした。

「そうやなあ、今再生医療が発達しているから自分の気管を作ることができる日がやってくるかもしれへんなあ。そやけど、まだまだ不確実な方法やから、もっと待ってからの方がええと思うよ」

私は彼女に過度の期待を持たせないように答えた。

「私、この子が大きくなるまでせえへんよ。大きくなってこの子がひとり立ちできるようになったらチャレンジしてみたいと思うけれど、今はこのままでいい」

彼女がまた成長したように思った。

はたして私のこれからの限られた医者人生で彼女との間で交わした「治す」という約束はどこまで達成できるのだろうかと思う。

ここまで紆余曲折《うよきょくせつ》があり、彼女の命は何とか守ってきた。

あの日、自分が当直でなかったら、病棟にいなかったら、看護師が気付くのが遅かったら、と思うと今でも冷たいものが背中を走る。

日常生活が不自由なく送ることができるまでに彼女は回復し、結婚し、子供も生まれ、命は、

ＤＮＡは次の世代に引き継がれた。しかし前頸部には永久気管瘻が開いたままになっている。この状態に彼女は決して満足はしていないが、受容はしてくれている。いい状態は保つことができたと思う。

しかし、原状復帰（元の状態に戻すこと）はできていない。

「治す」とは、といつも考えている。

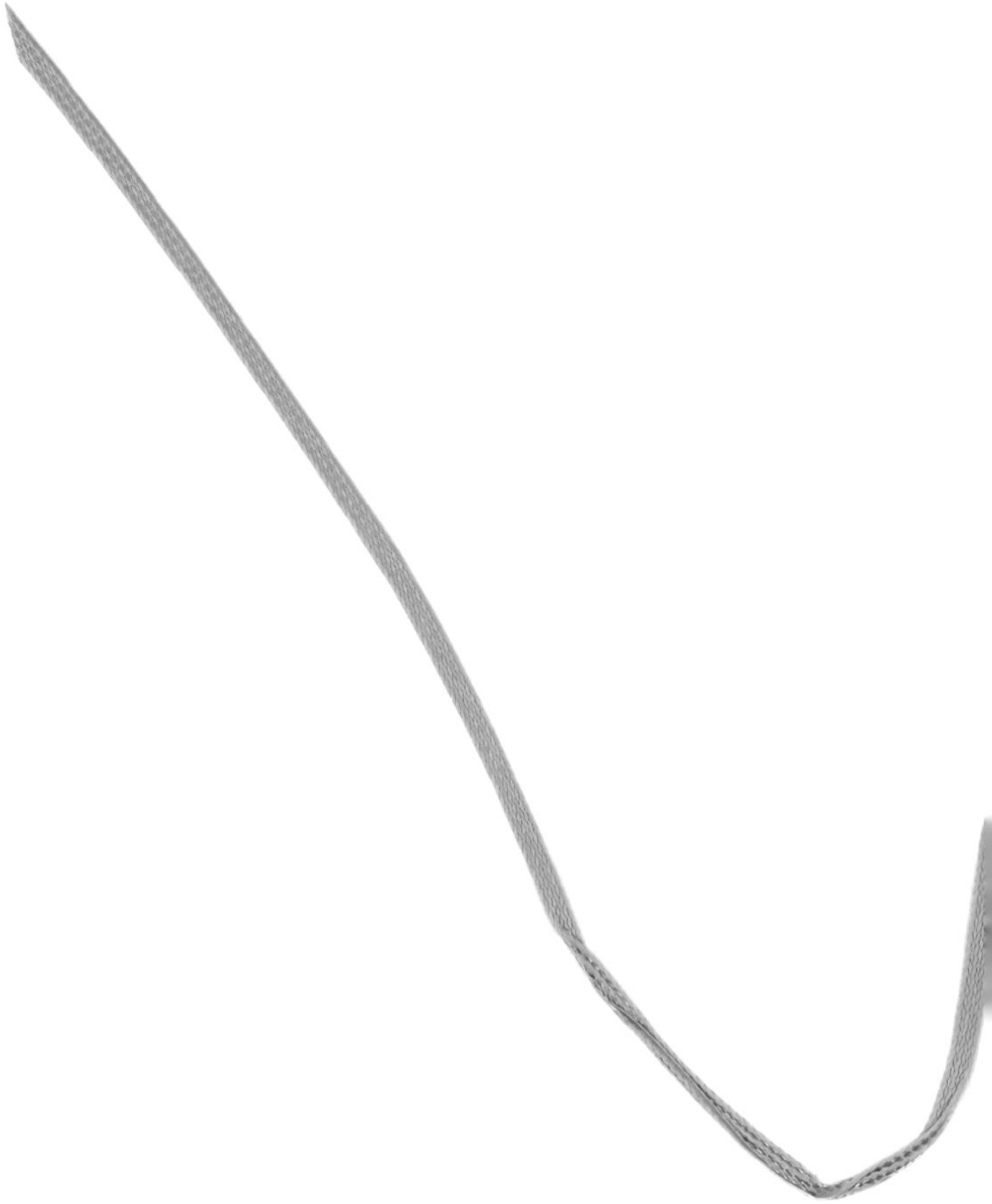

5　何もせぬという選択肢

最もエネルギーを使う選択

映画『日本沈没』の中で印象深い言葉がある。

日本列島が沈んでいくことが確定的になった時、日本民族の行く末を検討した識者のレポートの中に、世界各国への移住などの案の他、付言として「何もせぬ」という選択肢が記されていた。

この一言で映画の深みは一気に増し、パニックムービーから「民族とは？」、「国とは？」という大きな命題を投げかける格調高い映画に昇華したように感じた。

「何もせぬ」、この言葉は医療の世界においても選択肢の一つとして存在するが、選択は稀《まれ》であり、そして何もしないということは最もエネルギーを使う。

例えば、ある癌患者の治療を考える時、疾患の進行度はもちろん、年齢や合併疾患も考慮し、最終的には患者及び家族との話し合いで方針は定まっていく。

治療者は病気を治[illegible]、[illegible]の方法が最善かを考えて勧める。その際、「何もしない」という選択肢が最初から俎上《そじょう》に上ることはない。

何らかの治療を行うことで患者は無論、関係するみんなが、たとえ束の間でも希望や安心感を抱くことができる。しかし、いざ治療が始まり経過が思わしくないと、止めておけばよかったという思いが頭をもたげてくる。そして治療死という事態に至った時、それは深い後悔へと変わる。

逆に治療経過が良ければ、このような思いは現れない。

当たり前のことだが、一人の人間に対して二つのパターンを同時進行して、良い方を選択することはできない。経験と知識、そしてデータをもとに次々と現れる分かれ道を選びながら進み続けるのが医療であり、立ち止まり、あるいは後退するという道は通る人が少ないため草に覆《おお》われてしまった細道のようなものかもしれない。

15年間繰り返してきた問いかけ

彼はとうとう禁煙しなかった。

「お父さんはどうですか？」

診察室に入ってきた女性に私は声をかけた。彼女自身も患者であるが、まずの関心事は父親のことだった。彼が手術を受けてからちょうど1週間経っていた。

「それが、気管切開をしてＩＣＵに入っています」

「えっ、気管切開？　いったいどうしたの？」

経過はいいものと思い込んでいた私は驚いて彼女を見つめた。

「手術の翌日には一般病棟に出て、早いなあってみんなで驚いていたんです。それが、その夜に病院から電話がかかってきて、興奮して自分で胸に入っていた管を抜いてしまったって」

高齢者の術後によく見られる譫妄《せんもう》（意識混濁に加えて奇妙で脅迫的な思考や幻覚や錯覚が見られるような状態）である。

「慌てて病院に行ったら手足をくくられて、呼吸が悪くなったということで口に管が入っていて、大量に出血したので輸血したとも聞きました」

「出血って、胸から？」

「はい、ベッドにかかっている箱には血がたくさん溜まっていました。手術が終わった時にはきれいに取れて出血も思ったより少なかったと聞いていたのですが」

「何回も電気ショックを行ったとも聞きました」

娘さんが思い出したように言った。

はたしてそれは心房細動《しんぼうさいどう》を停止させる処置だったのか、心室細動に陥っての救命処置だったのか、いずれにしても予断を許さない状態には違いない。

「意識はどうですか？」

「うつらうつらしているみたいで、昨日は呼びかけたら頷いていていました。今日、先生のところへ行くわって言ったら大きく頷きました」

入院前日に彼は外来にやって来た。

「いよいよですね」

「はい、もう観念しました」

「さすがに煙草は止めているよね」

私はいささかの疑念を抱きながら尋ねてみた。この問いかけはこの15年間何度となく繰り返してきた。

一瞬の間が空く。それが返事であることは、これまでの経験でわかった。

「煙草を吸っている人と吸わない人の差は手術の時と風邪を引いた時に出ますよ。吸っている人は風邪がこじれやすいし、手術後に痰が出にくくて合併症を起こしやすいんです。アメリカでは手術前に禁煙しなかったら契約違反で手術はキャンセルになるそうですよ。今からでもいいから歯を食いしばって止めてくださいね」

私は「暖簾《のれん》に腕押し、糠《ぬか》に釘、馬耳東風《ばじとうふう》、馬の耳に念仏」と思いつつ、言った。

「へへっ、わかりました」

彼はいつもの笑顔で答えた。

「じゃあ、一つ頑張ってきます。元気になってまたここへ来ますよ」

これが彼から聞いた最後の言葉だった。

止められなかった喫煙

15年前、彼は肺結核症で入院し、大量の排菌が2カ月間続き、ようやく陰性化した頃には右肺に大きな空洞があいていた。

彼は咳をしながら、血痰を出しながら、隠れて煙草を吸っていた。

「息切れはしませんか、もう血痰は出ませんか？」

退院を控えての診察で私は尋ねた。

「大丈夫です、咳も痰も出ず絶好調ですよ」

彼は強がってみせた。しかし、私は喀血が続いていた頃の不安気な表情、診察時はもちろんすれ違う時にも病状を尋ねてくる口調に彼の意思の弱さや小心さを感じ取っていた。

徒党を組むと彼は強く、患者仲間で何かする時には必ず彼の姿が先頭にあった。花壇を作ったり、無断で外出して他人の山で筍《たけのこ》を掘ってきたり、噂では蛇を捕まえて皮を剥《は》いだとも聞いた。

後日、彼が蛇皮の財布を見せびらかしていたので、それも本当だったのかもしれない。

「あのね、空洞は今はがらんどうですけど、感染が起こることがありますよ。たちの悪い細菌、ほらMRSAっていうやつが入ったり、もっと悪いのはカビ、特にアスペルギルスというカビが入ってきたら大変ですよ。大量の出血がつきものだから」

「ただでさえ結核で肺の容積が減ったのに、煙草を吸い続けると肺気腫《はいきしゅ》という状態が進んで、だんだん息苦しくなって、ほら酸素ボンベを引っ張っている人がいるでしょ。あのようになるかもしれませんよ」

私は手を変え品を変え、何度も繰り返し繰り返し彼を説得した。しかし、彼はのらりくらりとかわし、とうとう喫煙しながら退院していった。

それからの10年間、大きな出来事はなく、彼は定期的に外来に現れた。

10年目のある日、彼は真っ赤な顔と不安のオーラを纏《まと》って外来に現れた。

「1週間も熱が続いて黄色い痰がいっぱい出ます」

彼はいつになく神妙だった。

レントゲン写真では空洞に曇りが認められた。

「空洞に感染が起こったようですね。入院して抗生物質の点滴をしましょう」

「入院は勘弁してください。毎日、点滴に通います。家でじっとしています。もちろんもう今度という今度は禁煙します」

結局、痰からは比較的おとなしい細菌が検出され、1週間の外来点滴治療で自覚病状は改善し空洞の曇りも消えた。

しばらく、そう、2週間は禁煙が続いたが、3週間目には聴診時に煙草の匂いが漂うようになった。

「また、吸ってるね。喉元過ぎればなんとやらではいかんでしょうが」

私は呆れて彼に言った。

「へへっ」

それが彼の返事だった。結局彼は煙草を止めず、次に発熱した時は空洞にアスペルギルスという真菌がはびこり、合わせて肺癌も見つかったため外科治療目的で転院となった。

水清ければ魚住まず

そして手術からちょうど1カ月経った日、午前8時に彼の娘から電話がかかってきた。

「父が突然亡くなりまして。昨日、一般病室に出たところなのに、明け方に大出血してショックで亡くなったと聞きました。突然のことで誰も間に合いませんでした。まず先生に電話しようと思いまして」

突然の訃報《ふほう》だったので私はほとんど言葉を返せなかった。

そこで頭に浮かんだのは「もし何もしなかったら」、「手術以外の方法だったなら」ということだった。

肺癌が生命を脅かすまでには相当の時間があったに違いない。とすれば何もしなくとも普通の生活は長く送ることができたかもしれない。アスペルギルスに対しても動脈塞栓術、経皮的もしくは経気道的薬剤注入療法などの選択肢もあった。アスペルギルスのコントロールがついてから肺癌の治療を考えてもよかったかもしれない。

ただ、これらはすべて結果論である。一期的な外科治療は積極的な正攻法であることは論を待たない。

次に頭に浮かんだのは「もし、禁煙していたら」ということだった。

彼の肺癌は喫煙と関係の薄いタイプだった。空洞ができて15年間は大きな感染は起こらなかった。その間、彼は煙草を吸い続けていたが呼吸機能は保たれており、喫煙が彼の経過に悪影響を与えた程度はわからない。


彼は自分の意思でとうとう煙草を止めなかった。立場上、禁煙指導はするが、本心を言えばどうも身が入らない。喫煙の害は大きく、禁煙が絶対的に正しいことに議論の余地はないが、煙草の歴史は古く人類の嗜好品《しこうひん》として長く親しまれてきた。あらゆる嗜好品《しこうひん》はマイナス面があっても、その陰の開放感や快感、精神安定のためにこれまで嗜好され続けてきた。

今、世間が禁煙を絶対視し、喫煙者を責めるのを見るにつけ、「ちょっと待てよ」と思ってしまう。自分自身は一度も煙草を吸ったことはないが、それでもなぜか喫煙者に対する禁煙指導には抵抗がある。

「わかって吸うのなら」

受動喫煙がいけないのもわかっている。しかし、他人に迷惑をかけずに自分の意思で吸うのなら「禁煙」を無理強いせずともいいのではという思いが拭《ぬぐ》えない。何もそんなに言わなくても、「水清ければ魚住まず」でしょ、清く正しくなんて絵空事《えそらごと》、いろいろあってもいいのでは、という言葉が脳裏に渦巻く。

彼の経過に煙草は悪影響を与えただろうが、大きくは関与しなかった。彼は周りの圧力にも屈せず、自分の意思を押し通した。それはそれで良かったのではないか。また結果論ではあるが、アスペルギルスには他の選択肢が、肺癌に対しては「何もせぬ」という選択もあったのではないか、と今も彼の人懐《なつ》こい笑顔を思い浮かべると考えてしまう。

6　眠り姫

巨大な嚢胞性腫瘍

医療とは人間対人間であり、そこにはいろいろなドラマがあり、時には常識では計り知れないことも起こる。

彼女が外来を訪れたのは春だった。

外来看護師が名前を呼び、しばらくして彼女と母親が診察室に入ってきた。彼女はおよそ90kgはあろうかと思われる堂々たる体格だった。持参した紹介状を見ると、検診で偶然発見された縦隔腫瘍《じゅうかくしゅよう》で手術をお願いしますとあった。

彼女は緊張することもなく、ニコニコと笑いながら診察椅子に座った。ここは大学病院の外科の外来であり、この椅子に初めて座る患者さんは緊張を隠せず硬い表情の人がほとんどである。しかし彼女はなんともふくよかな笑顔を振りまいていた。

「どうもお待たせしました。大体のことは紹介状をいただいていますので承知しましたが、もう少し詳しくお話を聞かせてください」と言いながら、私はシャーカステンにかかったレントゲン写真とCT写真に目をやった。

画像には心臓にのしかかるような巨大な嚢胞性《のうほうせい》腫瘍が映し出されていた。

「体も大きいが腫瘍も大きいな、皮下脂肪も厚い。手術にやや問題ありか」と私は心の中で呟《つぶや》いた。

画像上はよくある良性の縦隔腫瘍と考えられ、一通り診察したあと私は手術の必要性を説明し、入院および手術の承諾を得、予定を立てた。彼女も彼女の母親も頷いていたが、特に質問もなく唯々《いい》諾々《だくだく》とした様子で退室した。

「本当にわかったのかなあ」

私は横にいた看護師に声をかけた。

「さあ、どうでしょうねえ。あまりわかっていない様子でしたね」

長年この外来にいる彼女は興味なさそうに、どちらでもないような返事を返した。質問も驚きもない場合、しっかりと理解して淡々としていることもあるが、それは極めて稀で、混乱のあまり頭の中が真っ白となって、あとでそんな話は聞いていないといってトラブルになることもある。ゆえに説明は入院時も手術前も繰り返し行なうようにしていた。

2週間後、彼女は入院してきた。

この手術は通常は何の問題もないが、彼女の場合はその体型と巨大な腫瘍が問題であった。通常は仰臥位《ぎょうがい》、胸骨正中切開でアプローチするが、彼女の場合、全身麻酔をかけた時、筋肉の力が抜け、体重、皮下脂肪と腫瘍が気管や静脈を圧迫するのではないかという懸念があった。

麻酔科とのカンファレンスの結果、仰臥位ではなく、左側臥位で体重を逃がして圧迫を回避し、右後側方切開でアプローチすることを選択。彼女とその家族にできるだけ平易に説明し、承諾書にサインをもらった。

手術当日、麻酔導入後も循環、呼吸に問題はなく執刀となった。

開胸してみると腫瘍は画像どおり嚢胞性で周囲への浸潤や癒着はなく、腫瘍は指で剥離《はくり》可能で短時間で摘出された。

術後経過も順調で手術創もきれいで、彼女はダイエットすることもなく、入院時と同じ笑顔を残して退院していった。通常であれば彼女とは以後数回、外来で顔を会わせるだけの予定だった。

いったい何が起こったのか？

退院後1カ月の検診にやってきた彼女は何かおかしかった。服装はだらしなく、目はうつろで涎《よだれ》が口の端から垂れており、いつもの笑顔もなく反応も鈍かった。

「調子はどうですか、傷口の痛みはありませんか？」と私は尋ねたが彼女は何も答えずボーっと床を見つめていた。

「どうしたのかしらねえ、この子は」

質問に答えない娘の代わりに母親が口を開いた。

「3日前にデパートに行った時はどうもなかったのですが、おとといから何だかボーっとして涎は垂らすし、返事もしないし、おかしいんです」

母親は心配そうに訴えた。

一見しておかしいことはわかるが、何が起こっているのかは皆目《かいもく》検討がつかなかった。

もともとそのような素因があって、手術という大きな出来事による緊張が解けたあとの心因反応なのだろうか、とわかったようなわからないような結論を自分なりに出したが、だからといってどうすることもできず、母親とも相談の上、精神科の診断を仰ぐことにした。

精神科の診断も輪をかけて意味不明なものであったが、とりあえず外来で経過を診ますということになった。

数日後、病院の中で彼女の母親を見かけた。

「あれからどうですか？」

母親の答えは意外なものだった。

「さっき入院になったんです。家で様子がおかしくて、しゃべらないし、返事もしないし、ボーっとしてずっと寝ているような感じで、ご飯を無理に食べさせるとむせたりするので、精神科に電話したら入院しなさいと言われました」

「いったい何が起こったのかなあ、精神科の先生とも一回話してみます」

この時はそれほど重篤な感じは受けず、入院して薬剤を使えば落ち着くだろうと軽く受け止めていた。

その日は肺癌の手術があり病棟、手術室、ＩＣＵと走り回っている内にいつしか彼女のことは忘れてしまっていた。

翌日も医局会、病棟回診、処置、症例検討会、翌週の手術予定患者さんへの説明などであっという間に夜になり、ようやく落ち着いてカルテ記載を済ませたのはもう深夜の看護師が出勤する時間であった。

この時点で私は何か忘れているような気がしていたが、彼女のことに思い至らなかった。深夜の看護師が詰所に現れたのをきっかけに、申し送りの邪魔にならないように私は席を立った。

「じゃあ、お疲れさん、帰ります。何かあったらポケットベル鳴らしてね」

私は研究棟の入り口が施錠された時間であることを確かめ、エレベーターで地下に降り地下通路で研究棟に向かった。

この時間はすれ違う医者も少なく、たまに薄暗い曲がり角で出くわすと、お互いぎょっとした表情になる。特に研究棟に入る曲がり角は病理標本が納められた部屋の横でホルマリンの匂いが漂い、ここで足音が聞こえると少しどきどきする。

その少し手前に時間外薬局がある。ここだけは地下でも明るく、その光の中に黄色い処方箋を持った医者が立っていた。見覚えのある顔だなあと思いながら軽く会釈し、彼もまた何か言いたげではあったが無言のまま会釈を返した。

ＩＣＵに連れて行くよ

そのまま通り過ぎて数ｍ行ったところで私ははっとした。彼は精神科のドクターで彼女の主治医だった。何か引かれるものを感じ、私は踵《きびす》を返し彼に声をかけた。

「彼女はどうですか？」

「さっき挿管になりました」

「えっ、挿管？　呼吸状態が悪いの？　何で？」

びっくりした私は詰問《きつもん》するように彼に言った。彼が持っている処方箋には注射用の鎮静薬の名前があった。

「今日の夕方、突然呼吸状態が悪化して、内科の先生に挿管していただきました」

何でウチに頼まないのかと少々腹立たしく思いながら、すぐに「見に行く」と告げた。注射薬のアンプルを持った彼をせかすようにしてエレベーターに乗り、４階のボタンを押した。

精神科の病棟に入るのは学生実習以来である。施錠されたドアを開け中に入ると、もう消灯時間を過ぎた病棟は静まり返っていた。その中に一室だけ光が漏れ、シューシューという音が聞こえる部屋があった。その部屋のベッドに彼女は横たわっていた。

見ると、彼女の顔は苦悶に歪んでいた。

口に立つ気管チューブには酸素チューブが差し込まれ、高流量の酸素が流れ込んでいた。彼女は懸命に呼吸しようとしていたが、流れ込む酸素に逆らって息を吐くことができず、もがいていた。

まず、安定した呼吸状態にして何が起こっているのかを確かめねばならない。

ここで主治医を責めても仕方がない。本当は怒鳴りつけたかったのだが、そのようなことをすれば何が起こっているのかわかっていない周りの人間を萎縮《いしゅく》させ、あとで反感を買うだけであることは今までの経験からわかっていた。

「ＩＣＵに連れて行くよ」

酸素流量を下げ、呼吸が安定したことを確認、ＩＣＵに電話をかけた。

「今から患者さんを連れて行くからベッドを用意してくれ。レスピレーター（人工呼吸器）とモニターも。それから当直医にアンビューバッグを持って精神科病棟へすぐに来るように言ってくれ、よろしく」

しばらくして当直医がバッグを持って、何事かといった顔をして現れた。

「連れて行くよ」

もとより精神科のドクターも病棟も異存があるはずはなく、安堵の表情を見せていた。彼らは何が起こったのかわかっていなかったが、迷い込んできた自分たちの領域外の患者が自ら出て行くことにほっとしていたのだろう。

アンビューバッグで呼吸補助をしながら最短距離のエレベーターを使ってＩＣＵに向かった。移送中に何度か彼女に声をかけたが、反応はなかった。病棟に着くと準夜と深夜の看護師が待ち構えていた。ＩＣＵのいいところは緊急の場合はその場の全員が協力することである。準夜の看護師も誰も帰らず動いていた。

夜間では最も人手の多い時間だったことが幸いして入室はスムースに行なわれ、静脈路を確保、レスピレーターを装着、モニターをつけ状態が安定したことを確認したのは30分後だった。

教育的指導だよ

やれやれと思い、入院カルテに記載し始め、精神科病棟の情景が浮かんだ時、挿管、酸素チューブをあのようにつけた医者への憤《いきどお》りが沸々とこみ上げてきた。

内科の当直室へ電話をかけ、挿管した医者を呼び出した。

「先生、夕方に精神科で挿管したね。あとどうなっているか知ってる？　すぐにＩＣＵへおいで」

他科のドクターであるが、相手が自分より卒業年度が下であったこともあり、丁寧ながらも高圧的な言葉遣いになっているのが自分でもわかった。

程なく彼はやってきた。

「君が挿管した患者さんなあ、もうちょっとで彼女の肺がパンクするか循環不全になるところだったよ」

一応諭《さと》すつもりで話したが、相手は何が悪かったのかわかっていないようだった。

「挿管しただけではなあ」

だんだん詰問調《きつもんちょう》になっているのがわかったので、そのあとの言葉は呑みこんだ。

「いや、その、頼まれたので」

彼はしどろもどろに答える。気管挿管は単に手技であり、大事なことはそのあとどうするかである。挿管から呼吸管理、そして抜管まで管理しなければならない。それを伝えたかったのであるが彼は押し黙り、不機嫌そうに退室していった。

「先生、ちょっと言い過ぎかもね」

一部始終をそばで聞いていた看護師が言った。

「教育的指導だよ」

柔道の真似をしてくるくると手を回しながら、自分に言い聞かせるように私は言った。

原因はこれしか考えられない

とりあえず彼女の状態は安定している。明日には抜管できるのではないかと漠然と思ったが、それは大きな誤算であったことを私は思い知らされた。

翌日、鎮静剤は切れているはずなのに彼女は動かない。発熱し白血球は多いがその他の血液検査は正常、循環動態も問題はない。しかし意識が戻らず、自発呼吸が出てこない。何かおかしい、でもわからない。それでももうすぐ醒めるさと自分に言い聞かせ、2日間様子を観たが状態は変わらなかった。

「何がおかしいのかなあ」

まず疑うのは脳であろう。人工呼吸をしながら彼女をCT室に連れて行き、脳CTを撮ったが、出血も梗塞《こうそく》もなく浮腫もなく正常な画像であった。

その頃はまだ、MRIはなかった。全身管理、呼吸管理をしながら日は過ぎたが、彼女の状態は変わらなかった。日に数回体位変換をするのに人手がかかる以外、特に目立ったことはなかった。

何人もの患者がICUに入り、そして出て行った。栄養は静脈から入れ、気管切開が施され、彼女の体は管理され意識以外は正常に作動していた。自発呼吸も戻っていた。原因不明の意識障害、何か起こっているのに、その何かがわからなかった。

そんなある日、カルテを見返していると見慣れない薬剤の名前が目に入った。彼女が手術まで服用していた食欲中枢に直接働く食欲抑制薬であった。中枢神経に働く薬剤の中断、意識障害というキーワードから悪性症候群という名前が浮かび上がってきた。確か向神経薬の中断によって惹き起される高熱、意識障害を特徴とする予後不良の疾患と記憶していた。

早速、この疾患の診断基準を探し出し、当てはめてみると、ほぼ基準は満たしていたが、問題はこの薬剤が責任薬剤かどうかだった。精神科の主治医にも意見を聞いたが、明確な返答はなかった。

しかしこれしか考えられない。製薬会社の本社にも連絡し、資料をもらったが、それらしい前例は見当たらなかった。

「違うのかなあ、でもこれしか考えられないし」

ＩＣＵで彼女を回診するたびに自問自答したが、何も変わらず何もわからなかった。彼女は極めて安定した状態を維持し、看護師のおかげで褥瘡《じょくそう》（「床ずれ」のこと）のひとつもなく、髪はきれいにまとめられ、いつ目が醒めてもいいように準備は整っていた。

同僚の医師たちは特に興味を示さず、限られたＩＣＵベッドの一つを長期間占領していることに時々クレームらしき言葉を発するだけだった。

王子様がキスでもしたの？

やがて１カ月が過ぎ、交代で夏休みをとる季節になった。私は後輩医師に管理を頼み、夏休みをとった。

１週間後、病棟に上がると看護師が駆け寄ってきた。

「先生、彼女、目が覚めましたよ」

「えっ、主治医がいないのに」

自分でもいったい何を言っているのかという言葉が飛び出した。

「いつ？」

「さっきです。うっすら目を開けて周りを見ているのをナースが見つけてびっくりしたんです」

足早にＩＣＵに入ってみると彼女は目を開けていた。その目の光はしっかりとし、以前と何も変わらなかった。

「わかる？」と問いかけると彼女はしっかり頷いた。

「手を動かしてごらん」

彼女は手を動かした。

「奇跡だね、王子様がキスでもしたの？」

童話になぞらえた言葉は受けずに、ＩＣＵの空間を漂った。

「何の話ですか？」

ナースがきょとんとして尋ねた。

「童話で王子様が眠り姫にキスをすると目が覚めるという話だよ」

「さあ、でも先生が出てきて目が醒めましたものね。よかったですね」と別のナース。

意識が戻ったということでナースたちは喜んでいて、冗談が飛び交っていた。患者の回復を我がことのように喜んでいるナースは素直に白衣の天使に見える。

それからの回復は早かった。麻痺もなく、何ら神経障害も残さず彼女は回復した。ただ一つ、長期臥床《がしょう》で足首の管理が不十分であったためか、軽度の尖足《せんそく》（足首が足の裏の方へ曲がり拘縮してしまう状態のこと）が生じており、しばらくリハビリを要した。

気管切開孔もチューブ抜去の翌日には、ほとんど閉鎖した。まさに元通りであった。いったいこの1カ月あまりは何だったのだろうか。

いよいよ退院という前の日、私は母親のいる前で彼女に尋ねた。一度聞かねばと思っていた質問である。

「ずっと寝ていたこと、覚えている？」

「いいえ、7月初めからのことは覚えていないんです。気がついたら病院のベッドにいました」

母親が続けた。

「本当に何も覚えていないようです、百貨店に行ったことは覚えていましたが、そのあとのことは何も覚えていませんでした」

翌日、彼女は20kg痩せた身体で2回目の退院を迎えた。

いったい何が起こっていたのか

それから彼女は定期的診察に訪れたが何も変化はなかった。ただ一つ、外来に来るたびに彼女が丸くなっている気がしていた。退院の時は今までできなかったダイエットができたのだから、また太らないようにしますと自ら言って退院したのに、である。

ある日、診察が終わって母親にこっそり尋ねてみた。

「普段の生活はどうですか？」

「相変わらず追っかけしていますわ」

「何ですか？　それ」

「好きな歌手の追っかけですよ」と誰もが知っている歌手の名を口にした。

「体重、戻っていますよね」

「ええ、いつの間にか」

彼女はいつもと同じ笑顔を振りまきながら、小さく見える母親を従えて外来を去っていった。

「何が起こったのか、何で治ったのか、わからなかったなあ」

「でも生きて帰れて追っかけしてるし、結果オーライでしたね」

「ま、そうだね」

ちょっと雑談に付き合ってくれた外来看護師は、次の患者のカルテを私の前に置き、患者を呼びに外へ走り出していった。

学生時代は医学の世界で起こる現象の説明はつくものと漠然と思っていたが、医者になって人間の身体を手術し、あるいは治療し、診療に携わる年数が重なるほどわからないことが増え、畏怖《いふ》の念が募る。

あれから10数年、彼女は元気である。

いったい何が起こっていたのだろう。

7　戦争の記憶

認知症で解き放たれた記憶の封印

診察が終わり、出て行こうとした男性に「じゃあ、お大事に」と声をかけようとした時だった。突然彼が振り返り、私の顔を覗《のぞ》き込むようにして話し出した。

「先生、私は人間の肉を食べました」

認知症が進行し、老健施設の空きを待っている彼の呆《ほう》けた表情は引き締まり、言葉ははっきりとし、どんよりとして焦点が定まらなかった目には光が宿っていた。

「いつの話ですか？」

私は内心、何の話かなと思いつつ尋ねた。

「大東亜戦争、ニューギニアにおいてであります」

いつの間にか彼の背筋はしゃんと伸び、口調は軍隊調で敬礼でもしかねない雰囲気を醸し出していた。同席していた家族もあっけにとられ、顔を見合わせている。

「あそこは大変だったそうですね」

私は戦記物で得た知識の断片をつなぎ合わせ、言葉を返した。

「そうであります。輸送船を沈められて身一つで命からがら上陸しました。仲間の半分は船と一緒に沈みました。結局、一発も撃たず、アメリカ兵の顔を見たのは捕虜になった時が初めてでした。爆撃と艦砲射撃《かんぽうしゃげき》に追われてジャングルに逃げ込んで飢えて飢えて、ネズミも蛇も何もかも食べつくして、とうとう死んだ仲間を食べました」

彼の眼光はますます鋭く、直立不動のまま話し続けた。

「仕方なかったんです。軍医殿が命令し死んだ兵隊を物陰に運び、軍医殿と衛生兵が切り分けて、それを生き残っていた連中が拝みながら食べました。弱った兵隊には肝臓を食べさせました。火をおこすと敵に見つかるので海水で塩味をつけて少しずつぐい飲みにしました。おかげで私は生きて日本の地を踏むことができました。米軍に投降する前、このことは一切他言無用、墓場まで持っていくことを軍医殿が言い渡し、みんなで誓いました、だから戦友会でもこの話は一切出ませんでした」

診察室は静まり返り、カーテン越しにスタッフが聞き耳を立てていた。

彼の話に耳を傾けながら、私は決断を下した軍医に思いを馳せた。同じ立場なら自分はどうしただろうかと。時々、もしも自分がアウシュビッツや生体解剖の場にい合わせたらどのように行動するだろうかと考える。毅然《きぜん》として命令を拒否できるだろうか。いや流れや命令に逆らえない可能性が高いのではないだろうかと思い悩む。

そんな時、『歎異抄《たんにしょう》』の言葉、「わがこころのよくて、ころさぬにはあらず」が思い浮かぶ。善人と悪人、鬼と仏の差は絶対的なものではなく、置かれた状況と立場で変わるのかもしれない。

ハンナ・アーレント（ドイツ出身の哲学者・思想家）の言う「悪の陳腐さ」も腑《ふ》に落ちる。ゆえにそのような場でいわゆる「悪」を為した人間を１００％非難することは自分にはできない。命令を下した軍医は階級も上だが、極限においては一般人に比べ医師は人肉を食することについてハードルは低いのかもしれないとふと思った。

彼は深呼吸すると言葉をつないだ。

「もう、中隊で生き残っているのは私だけです。もうすぐあの時に食べた戦友に顔を合わすと思うと不安で、怖くて、なんと言って謝ったらいいのかわからなくなって、夜も眠れません。時々夢を見ます。彼がボンヤリとした姿で立っているんです。怒っているのか、許してくれているのか、顔が見えないんです」

最近の記憶はすぐに消え去り、時間や場所についての失見当識《しつけんとうしき》が著しい彼だが、戦争中の記憶は鮮やかに蘇《よみがえ》ってきたようだった。

「その状況ではやむを得なかったと思いますよ。場合によっては逆だったかもしれませんし、戦友もわかってくれたのではないでしょうか」

いつの間にか元軍医の名誉院長が彼を取り巻く輪の中にいて話しかけた。名誉院長は戦争で左腕を失っている。

「長い間、誰にも話せずに苦しかったでしょう。きっと戦友は許してくれていると思いますよ」

そう言って名誉院長は右手を彼の肩に置いた。本能的に死の訪れを感じていた彼は赦《ゆる》しを求めていたのだろうか。打ち明けられた我々にはそれに応え、聞き終える義務がある、と私は思った。

しばらく静寂が診察室を支配した。突然、彼は泣き始めた。

家族は優しいおじいちゃんの秘密をいきなり知って戸惑いを隠せない様子だった。診察室には彼の嗚咽《おえつ》が響き、周囲の沈黙が彼を包み込んだ。嗚咽が止まった時、彼はもとの認知症の表情に戻っていた。告白の時間だけ、彼は正気を取り戻したのだろうか。


その日を境に彼の認知症は急速に進み、時間も空間も人物もわからなくなり、身体は衰弱の度合いを早め、やがて老健に入所することなく自宅で亡くなった。

「あれから、あのことは何か言われましたか?」

しばらくして挨拶に来た家族に尋ねてみた。

「いいえ、何も。でも何かほっとしたような雰囲気はありましたかねえ」

あの話が真実だったかどうか確かめる術はないが、私は本当だったと思う。

認知症になったことで記憶の奥に強い意志で封印されていた事実が解き放たれたに違いない。

告白したことで彼の魂は軽くなり、肉体よりも先に旅立ったのかもしれないとふと思った。

生き残ってしまった元特攻兵

往診のたびに「特攻《とっこう》」の話をする老人がいた。

彼の話は突然始まる。目を見開き、拳《こぶし》を振り上げながら、口角泡《こうかくあわ》を飛ばす勢いで彼は叫ぶように話しだす。

「特攻命令を待っていたら終戦になって生き残ってしまった」

我々の感覚では「死ななくてよかった」と思うが、彼は慙愧《ざんき》の念を振り絞る。

細部が異なる場合もあったが、同じ話が毎回繰り返された。相手がちゃんと聞こうとしなかったり、戸惑ったような笑みを浮かべると彼は激昂《げっこう》し、今にもつかみかからん勢いで叫んだ。

「あいつは8月14日に行った。あとから行くと約束したのにわしは生き残ってしまった」

そして彼は号泣する。この繰り返しだった。

「昨日、田舎へ行ってきた」

ある日、彼が突然言った。

「どうやって行ったのですか?」

私は話を合わせるように応じた。

「車で行った。久しぶりに行ったら道がわからんようになって迷ったけど、何とか帰ってきた」

「そうなんです、急に行こうと言い出して」と妻が口を添える。

この話は裏がとれ、本当だった。認知症でも車の運転は健常人と変わらない場合も多く、とっさの判断や見知らぬ道は苦手でも刷り込まれた記憶と同じパターンの行動はそうそう消えることはないらしい。

もっとも、知らない土地まで走ってしまって蛇行運転で警察に捕まったり、駐車した場所がわからなくなって一晩中車を探し回り、疲れ果てて駐車場の片隅で眠っていたところを保護された人もいた。

認知症とわかると周囲は何とか運転免許証を返納させようとする。しかし、素直に返納に応じる高齢者は少なく、多くは「自分はぼけていない、運転はできる」と言い張る。子供から、孫から、医療関係者から、はては警察から勧められても頑として応ぜず、「みんな、寄ってたかって免許を取り上げようとしている、俺は絶対に返さん」と怒り出す。鍵を隠そうものなら怒りに油を注ぐ結果になる。

このような場合、力づくというわけにもいかず、「近くだけにしてくださいね」とひたすらお願いし、事故が起こらないように祈るだけである。

元警部であった高齢者も返納を拒んだ。

元特攻隊の老人は次第に寝込む日が増え、認知症の周辺症状が著明となってきた。往診に行くと廊下に乾いた便が落ちていたこともあった。当初はしっかりしていた奥さんも巻き込まれるようにして認知症が出現し、夫の病状が理解できなくなっていった。

夫婦は長い年月共に暮らしているとなぜか似通ってくる。お互いの引力で影響し合い、複雑な動きをしつつ、お互いの周りを回る連星のようなものかもしれない。そして認知症は星の最後の姿、赤色巨星《せきしょくきょせい》のようなものかもしれない。赤色巨星はどんどん膨張し、大爆発するか、伴侶である連星を飲み込んでいく。

認知症という渦が家族に生まれると周囲は同心円状に回り、やがて巻き込まれ飲み込まれていく。近ければ近いほどその影響は大きい。巨大な船が沈みゆく時に生まれる渦は強大な力をもって周りのものを吸い込んでいき、遠く泳ぎ離れた乗組員もその力には抗《あらが》えない。

夫唱《ふしょう》婦随《ふずい》タイプの場合、夫が認知症になるといつの間にか妻も認知症になっていることが多い。伴侶が移った世界にいつものようについていく、一緒にいる方がわかりやすいし暮らしやすいのだろうか。

「あのう、夫はどこが悪いんでしょうか？」

それが始まりだった。それでも同じ空間で同じパターンの生活をしている限り、彼らは穏やかに暮らしていた。

「この間、桜を見に行きました」

ある日の往診で妻が言った。

「どうでした？」

私はまさかと思いつつも話を合わせるように尋ねた。

「まだ7分咲きでしたけれど、きれいでした」と夫が答えた。

前の週に町内会の日帰りバスツアーがあったことは知っていた。その時は半信半疑だったが、翌日、外来を訪れた老人会の幹事さんに尋ねてみると、なんと彼らは参加しており、聞けばごく普通だったとのこと。何十年も繰り返してきた町内会の旅行、決まったメンツ、これらは彼らの守備範囲、日常空間であったらしい。

二人は本当に仲良く寄り添うように暮らした。寒風に揺れながら寄り添う2枚の枯葉、いわゆる「つがい」という言葉がぴったりだった。

彼が亡くなってから「夫が来てませんか？　帰ってこないんです」と近所を尋ね歩く妻の姿が見られ、やがて彼女もあとを追った。

人生に絶頂があるとすれば、彼の場合は特攻命令を待っていた時だったのだろう。記憶が崩壊し沈んでいく時、最も鮮烈な記憶が最後まで輝きを失わず、頂が島のように残っていたのかもしれない。

多くの仲間を失った元潜水艦乗り

潜水艦乗りだった人もいた。彼も認知症が進行し出してから封印が解けたように戦争の話を始めた。

「潜水艦乗りで生き残ったのはほんの一握りだ。大方海の底にいる。わしは運が良かっただけだ。爆雷攻撃を受けて、もうこれでだめだと何回も覚悟したが生き残った」

ある日の回診の最後に彼は突然話し出した。

彼の話は続く。

「ミッドウェーでアメリカの空母を撃沈したのは我々の船だ、そのあとも何隻も撃沈した」

彼の顔は誇らしげだった。

「わしを含めて5人が選ばれて内地に戻り伊―400に乗り組むことになったんだ」

彼は取り囲んだ聴衆を睥睨《へいげい》する。

「伊―400って知っているか。日本海軍の秘密兵器、超弩級《ちょうどきゅう》の潜水艦で、噂《うわさ》ではパナマ運河を攻撃するという話だった。でもな、1回も出撃することなく戦争は終わってしまった。昔乗り組んでいた船は終戦間際に消息を絶ったと聞いた。戦友は今もどこかの海の底だ」

曲がっていた彼の背中はしゃんとし、いつの間にか声にも張りが出ていた。

彼の話はさらに続く。

「ここだけの話やけど、わしらは朝鮮戦争でも働いた」

「朝鮮戦争に日本人は行ってないのと違うんですか？」

「いや、極秘任務やった」

彼は声を潜《ひそ》め、ニヤッとして話を続けた。

「口止めされたけれど、もういいだろう。どうせ、わしはもうすぐ死ぬ」

いつの間にか彼の周りには同室の患者さんや看護師が集まってきていた。

「任務とは何でした？」

私は話を合わせた。

「機雷《きらい》の掃海（航路の安全を確保するため、海中に敷設された機雷を捜索して除去すること）だ。小さな木の船でアメリカの船の安全な道を切り開くために、わしらは機雷を見つけては爆破していった。木造船は機雷が反応しないんだ。危険な任務で仲間もたくさん死んだ。そこでもわしは生き残った。やっぱり運がいい」

「それだけ強運なら病気も大丈夫」

同室の患者がまぜっかえした。

「そうだな、でも近頃は戦友が呼びに来るんだ。だんだん人数が増えてくる。ほら、今もドアのところに一人いる」

ぞっとして周りを見渡したが、もちろん誰もいなかった。この時は半信半疑だったが、そのあと戦後史が明らかになるにつれ、彼の話が事実だったことがわかった。彼は死ぬ直前まで、来る日も来る日も伊号潜水艦を特集した雑誌をじっと見つめていた。

90歳の元陸軍上等兵の懺悔

90歳の陸軍上等兵殿は開戦直後にマレー半島からシンガポールまで自転車で駆け抜けたこと

を自慢していた。往診に行くと部屋には陸軍の本や写真集がところ狭しと並んでいた。外来では戦争の話を聞いたことはなかった。

ある日、何の話の続きだったかは覚えていないが、彼は再召集の話を始めた。いつもは飄々《ひょうひょう》とした風貌の彼が神妙な表情だった。

「シンガポールから帰ってきて、やれやれと思って結婚したら昭和18年に召集令状がきたんだ。巷《ちまた》の話では南方にやられたら帰ってこれんということやったから必死で伝手《つて》をたどって何とか陸軍刑務所の看守《かんしゅ》にしてもらった。おかげで今生きている。だけど誰かがわしの代わりに行かされたと思うと、ずっと気になって心苦しい」

彼は戦争や兵隊時代のことは忘れようと努めていたのかもしれない。しかし、若い頃を過ごした軍隊には辛さだけではなく、いくばくかの郷愁《きょうしゅう》があったのだろうか。彼の部屋がそれをうかがわせた。

看守の話をして数日後、彼は自宅で亡くなっていた。死期を悟った彼は「ちょっと、ずるをしたこと」を懺悔《ざんげ》し、ほっとして旅立ったのかもしれない。

8　桜真風

往診時に感じる季節のうつろい

開業以来、休診日に往診している。周囲からは「大変ですね」と言われ、実際貴重な自由時間を削ることになっているが、運転も好きだし単独行動の自由もあって往診は苦でなくむしろ楽しみになっている。

外来診察で花粉症やインフルエンザの患者さんが増えてくると季節が変わったことに気が付くが、往診は季節のうつろいを普通に五感で感じさせてくれる。

特に春の往診がいい。患者さんは落ち着いているし、何よりも季節が美しい。

秋は夏の名残りが消えぬうちに冬の予感が迫ってくる下りの季節、やっぱり冬から解き放たれて花が一斉に咲き出す上りの季節、春がいい。

季節がその歩みを止めることがないように患者さんもうつろい、枯葉が舞い落ちるように一人また一人と抜けていき、そして新たな人が加わってくる。新しい道を覚える一方で、もう二度と通らない道も増えていく。

往診期間が長くなってくるといつまでも続くと錯覚してしまうが、終わりはある日突然に訪れる。

午前10時、一人目の患者さん宅に向かう。朝の混雑が一段落した道は空いている。新しい家が立ち並ぶ街を抜け、国道を渡ると景色は都会から田舎へと一変し、道も凹凸が多くなる。

川沿いの土手一面には黄色い花が咲いている。菜の花のように思うが、その花は背が高く茎は細くて、子供の頃に見た菜の花とは違うような気がする。昔見た菜の花は茎が太く短く、花はもっと大きく堂々としていたように思う。

桜真風のような医療者でありたい

土手の両側からは満開を迎えた桜が張り出している。散り始めた花びらは風に舞い、やがて遠く離れたアスファルトの道にふわりと降り立ち、また吹き始めた風に踊り出し、車は花びらの波をかきわけるように進んで行く。

道はうねりながら遠くの山々に続いていくが、空と山々の境界は黄砂も混じった霞《かすみ》でぼやけている。黄色と桜色、そして青空、鮮やかな色彩と少しボーっとした景色、そして眠気を誘う風、秋と決定的に違うのは、このほっとするボーっとした感じかもしれない。

伊豆地方から瀬戸内地方にかけて、桜の咲く頃に吹く弱い南風は桜真風《さくらまじ》と呼ばれる。窓から吹き込んでくるこの眠気を誘う暖かい風がそうなのかなと思う。

この風に吹かれると気持ちが穏やかになり、不思議にほっとする。

ふと医療者に必要な資質はこの桜真風のような雰囲気なのだろうかと思った。

患者さんを暖かくそっと包み込み、その不安を癒すような空気とでも表現すればいいのだろうか。

医者は多かれ少なかれコントロール願望を秘め、病気を何とか治そうとするが、一生懸命になればなるほど思い通りにいかない、その限界に苛立つ。

患者さんは治してもらうことはもとより、病気であることの不安を癒されることも求めており、患者と医者の間には時にギャップが生まれて関係がぎくしゃくすることもある。

患者が医者にまず求めるのは、この桜真風のような雰囲気なのだろうか。

しかし、いくら優しくて、ほっとする雰囲気の医者でも、診立てが悪く腕が未熟ではだめだろうし、患者さんも二者択一を迫られれば、腕がいい方が良いという人がほとんどであろう。

治す能力、癒す心、両方を兼ね備えていることが理想であるが、一人の医者の中でもそのバランスは揺れ動いている。

すべては夢のごとし

患者さんの家は私が学生時代を過ごした街にある。開業して、しかもこの辺りに往診に来るなんて、あの頃は想像もしていなかった。

「僕は絶対に開業医にはならないよ、毎日同じ生活で風邪ばかり診療するなんて嫌だね」

「いいなあ、お前は自分で道が選べて。僕なんかいずれは親父の病院を継ぐことになるだろうし、自由にしていいよと言われても、そうはいかないしなあ」

友人の家は病院で、周囲は彼が父親のあとを継ぐと微塵も疑わず、彼も医学部入学イコールそのレールに乗った意思表示と考えていた。

私の家は医者ではなく卒業後の進路はまったく自由であったが、自由であればあったでレールの決まっている友人を羨ましいと思うこともあった。

卒業を控えて自分の進路を考え始める頃、臨床実習からの帰り道で友達とそんな話をしたことを思い出した。

あれから20年が経ち、皮肉なことに友人は消化器内科の教授になり、私は長い医局生活のあと紆余曲折《うよきょくせつ》を経て開業した。

医療の最先端にいるという自負に満ちていた大学時代、患者を紹介してくる開業医をいささか低く見ていたことは否定できない。この感情はいくら否定しても、大学病院勤務医の心の中を覗けば必ずどこかに見つかるはずである。

今となれば開業医ももともとは勤務医であったという当たり前のことがわかって恥ずかしい限りではあるが、その頃は大学病院をバックに錯覚していたのだろう。

人生なんてわからないもの。私は絶対にならないと断言した開業医となって往診している。

受験の日に緊張と不安を抱えて歩いた道を車は走っていく。あの日は寒くて、駅から受験会場までバスがあったのに乗らなかったことを後悔しながら歩いた。

その頃、辺りは一面田んぼであったように記憶している。

「えっ、君が医学部を受験するの？」

進路相談の時に担任から発せられた言葉である。鳩が豆鉄砲を食らったような表情で、彼はずり落ちた眼鏡の奥から私の顔をまじまじと見つめた。

「どこか通りそうなところはあるでしょうか？」

私は真剣だった。面談の直前になって医学部に行こうと決めていた。

「君は物理も化学も得意じゃないし、数学もだめだしなあ。てっきり文系と思っていたよ。また、どうして？」

「ちょっと、思うところがありまして」

実は小説やテレビの『赤ひげ』の影響で、とは口にできなかった。

「医学部ねえ」

担任はしげしげと私の顔を見つめた。当時の医学部は狭き門の代表で、理科系の学生は優秀というだけで医学部を勧められた時代だった。

君は理科系が不出来なのになぜ、という繰り返しの言葉を彼は呑み込み、あまり本人の希望を打ち砕いてもいけないと思ったのか、成績表と大学受験の資料を何度も見比べ、「そうだね、偏差値からいえば国公立は難しいな。いや新設の地方国立が狙い目かな。私立だったら通るかも。まあ浪人覚悟で一生懸命やったらどうだ」と、担任は慰めのような、でも一生懸命考えたに違いない言葉で面談を締めくくった。

この時、もっと強く否定されたら、医学部はやはり分不相応と思って諦めたかもしれない。今思えば、彼は後押ししてくれた。結局、公立も国立も全滅し、私学にひっかかって私は医者への道を歩き始めた。

あれから20数年、いろいろなことがあったはずなのに過ぎ去ってみれば一瞬のように、この街を歩いたのもまるで昨日のことのように感じてしまう。

しかし、信号待ちで辺りを見渡しても学生時代によく通った店は一軒も見当たらない。

変わらないものはない。桜が咲くのも散るのもうたかたの出来事、すべては夢のよう、などととりとめもないことを考えているうちに目的地が近づいてきた。

冬の間は殺風景だった駐車場は桜一色に染まっていた。いつもの位置に車を停めて外に出ると、木々は圧倒的なピンクのふくらみをまとい、ほのかな甘い香りを漂わせていた。

2週間前には蕾《つぼみ》が少し顔を出して様子をうかがい、離れて眺めると何となく桜の木全体がピンク色の霞に包まれているように見えていた。

桜花一つ一つは軽くても爆発的に開くと総重量はそれなりに重くなって枝はしなっている。時折吹く風に桜は頷《うなず》くように揺れるが、よく見ると重い枝と軽い枝ではリズムが違う。少し強い風に幾枚かの花びらが散り急いでいく。そして圧倒的な桜花の中、ところどころに薄緑の葉が顔を出し、時はゆったりと確実に流れていることを示している。

往診のたびにこの木を見上げているが、花の咲くこの1週間を1年間、心のどこかでずっと待っているような気がする。

車を降りて患者さん宅に向かう道沿いにも色とりどりの草花が咲く。この間まで枯れていた草は淡い緑の瑞々《みずみず》しい葉を伸ばし、陽光に透き通ったり、光ったりしている。いたるところに春が満ちている。

彼女のリウマチ歴は長い

市営住宅の1階に彼女の家はある。

階段の下にはシートがかかった外出用の車椅子がある。インターホンを鳴らし、いつもと同じ「開いてます」という返事と同時に、ドアを開けて靴を脱ぎ、台所に設置してある在宅酸素の器械が正常に動いていることを横目で確認しながら廊下を歩き、奥の部屋に入る。

患者さんは笑顔でベッドに座っていた。この時の表情でその日の状態が大体わかる。

意識せずに発してしまう、「よいしょ」という掛け声と共に座布団に腰を下ろし、時候の挨拶から往診は始まる。

「こんにちは、暖かくなりましたね。お加減はどうですか？」

「ねえ、暖かくなりましたね」

「桜がきれいでしょ。私は窓からしか見れないけれど、ここは特等席よ」と彼女は窓の方に少し顔を向けた。彼女が体調の問いに答えない時は、特に問題はないことを示している。

窓の向こうには満開の桜が見えた。

リウマチは行動の自由を奪って痛みを与え、呼吸不全で常時の酸素吸入が必要となった彼女は終日ベッドで寝たり起きたりの生活を送っていた。いつものように血圧を測り、指の爪から酸素飽和度を測定すると、すべてが彼女にとって最高の値を示した。

「暖かくなると血圧も落ち着いて、酸素も最高の値ですね」

血圧計を外しながら私は言葉を続ける。

「最近、咳や痰、喘息《ぜんそく》発作はどうですか？」

「ほとんど出ませんねえ。喘息の吸入も最近は1回もしていません。でもね、リウマチの痛みは別です。昔は暖かくなると少しはましだったけれど、この頃では一緒、変わらない」

彼女のリウマチ歴は長く、膝《ひざ》、肘《ひじ》には人工関節が入り、体のあちこちには断裂した腱《けん》の手術痕がある。最近では頚椎が不安定となり、頭痛、肩こりがひどく、頚椎カラーが外せなくなっている。

延々とリウマチの話が続くが、リウマチは整形外科とリウマチ科の定期的診察があるので、私は時々合いの手を入れながら傾聴するだけのことが多い。

話が一段落したところを見計らい、聴診に移る。聴診器を取り出すと心得たもので彼女はパジャマをたくし上げるが、自力では無理なので私が左手で持ち上げ、右手で聴診器を操《あやつ》る。

診察は特に指示することもなく、無言で阿吽《あうん》の呼吸で進んでいく。冬とはまったく異なる澄んだきれいな呼吸音が耳に入ってくる。雑音のない呼吸音は耳に美しく響き、心音も澄んでいて、診察の最後に観る脈も規則正しくやわらかく私の指腹《しふく》に触れた。

「大丈夫、よく落ち着いていますね」

私が声をかけ、診察は終了する。

安定している時はこれでおしまいである。冬季は症状に合わせて薬を変更したり処置を追加したりするので、もっと時間がかかる場合が多い。

突然やってきた最期

「先生、鰹《かつお》のたたきを作っておいたから食べていって」

調子の良い時、彼女は何かしら食べ物を作って待っていてくれる。あつかましいようであるが、いつしか往診の日の朝食は少なめにするようにしていた。

彼女の車椅子についている台にお盆を置いて私は食べ始め、本棚一面にある韓流ドラマのビデオと立派な仏壇の話題は避け、当たり障りのないお孫さんのこと、ヘルパーさんのことなどについて少し雑談をする。

「ごちそうさま、おいしかった」

「先生、嫌いなものありますか？」

彼女は次のメニューを考えているのか私に尋ねる。

「大概《たいがい》大丈夫だけれど、納豆とおくらは苦手です」

「わかった、ねばねばがだめなのね」

「おにぎりもあるから、どうぞ」

彼女はラップにくるまれたおにぎりを渡してくれた。リウマチの手でおにぎりをむすぶことはできないのでは、と私がふと思ったのを見透かすように彼女は言った。

「ラップにくるんで手の間でこうして放り投げながら形を作ったのよ、いい形でしょ」

彼女はおにぎりを左右の手のひらでキャッチボールをするようなしぐさを見せた。おにぎりは立派な形と程よい硬さで弁当箱に鎮座し、横には漬物が付き添っている。

2杯目のお茶を飲み干し、皿や湯呑みを流し場に運んだあと、私は診察道具を片付け、立ち上がりながら彼女に声をかける。

「では、また。ご馳走様でした、往診に来てご馳走様もないけれど」

「いつもありがとう」私は弁当箱を鞄に仕舞い、玄関に向かう。

彼女は私のあとを追って歩行器を使って玄関まで鍵をかけにやってくる。

「先生はいいね、速く歩くことができて」

さっさと歩く私に彼女が少し恨めしそうに声をかける。

心情的にはペースを合わせたいのであるが、上がり口で靴を脱いだ位置が上履き部分にかかっていたので彼女に見られる前に靴を履いてしまいたかった。先に靴を履いてドアを開け、追いついてきた彼女に「では、お大事に」ともう一度挨拶してドアを閉める。


容態が落ち着いている時、往診のリズムは軽やかに流れていく。

駐車場の桜の後ろには畑が一面に広がり、遠くかすんだ山々と緑、そして蓮華草《れんげそう》の紫が春を醸《かも》し出していた。春の空気を深呼吸してドアを開けると、車のシートは春の日差しですっかり暖かくなっていた。

ちょっとした風邪をひくことはあったが、彼女の状態はここ数年間安定していて往診は永遠に続くように感じていた。

しかし終わりは突然やってきた。

部屋はバリアフリーのはずだったが、ほんのわずかな段差に躓《つまづ》いて彼女は転倒し、脆《もろ》くなっていた腰椎《ようつい》を骨折して緊急入院した。しばらくしてインフルエンザから肺炎を併発し、二度とあの部屋に戻ることなくこの世を去った。

季節は晩秋になっていた。

そこはまさに早春賦の世界

再び国道に出て市内に向けて走る。次の目的地までに桜の名所が2箇所ある。峠の切通しから張り出した桜は樹齢数十年になろうかという大木で、毎年見事な花を咲かせていた。ちょうどその頃に往診日が当たるとちょっとした幸せを感じる。普段はいらいらして少しの隙間でもあれば車線変更して駆け抜けていく車も、桜の頃はスピードを落としてゆっくりと通過していく。

国道から側道に入ると次の名所が待っている。公園を突き抜けていく道路の両側の桜並木は桜のトンネルのようになっていて見事の一語に尽きる。

晴れた昼間は鮮やかな清楚さを漂わせ、曇りの夕方には幽玄《ゆうげん》な美しさを見せてくれる。

ここでも車の流れは緩《ゆる》やかになる。右に折れ小高い丘を登っていくにつれ、暖かい光を突き抜けた冷たい風を感じてはっとする。まさに早春賦《そうしゅんふ》の世界。冬の厳しさと春の優しさが日々その割合を変えていくことを実感する瞬間である。

丘の中腹に駐車スペースがあり、その真上には桜の木が張り出している。

車を降りて見上げると、雲ひとつない青空をバックにした薄透明なピンク色の桜が息を呑む美しさで迫ってくる。

この間まで黒褐色一色だった樹が突然ピンクの花をまとい、周囲をも染めている。ピンクに黒褐色の線引きをしたかのような2色の世界、葉桜も美しいが、それより一色少ないこの滑らかな美しさは格別で、妖艶《ようえん》でさえある。


同じような桜を30年前に見た。彼女を家まで送る途中、狭い道に張り出した見事な桜の下で二人はどちらともなく立ち止まり、しばし無言で花を見つめた。春の夕暮れ、暖かな艶《なまめ》かしい風が頬にあたり、なんとなく心がざわざわとして私はそっと彼女の横顔を見つめた。

「いつもここでお花見するのよ」とぽつんと呟いた彼女の少し潤《うる》んだ声が春の宵《よい》の空気と一緒に今も記憶に残っている。

桜を通していろいろな記憶が甦り、やがて薄らぎ、消えていく。

ここに往診に来るようになってから7年あまり、7回この風景を見てきたことになるが、そのたびに圧倒されている。

車のドアを閉める音で一瞬の夢から覚め、私は往診鞄を持ち坂道を登り始める。ここは都会の中に残された不思議な空間で、まるで長崎にいるような錯覚を覚える。車がやっと1台通ることができる急な石畳の道をゆっくりと歩いていく。道の左手には古ぼけた洋館があり、今まで住人を見たことはないが木々や植木はきれいに手入れされている。もう少ししたらツツジが家の周りを彩《いろど》り甘い匂いを漂わせる。

坂を上り詰めるとまた空気が変わる。少し陰になった坂道にはいつも少し湿っぽい空気が吹き上げてくる。

右手には古い和風の家が建ち、道に接して今ではあまり目にすることがない焦げた板と白い壁で作られた倉があり、燃え立つような赤い色の生垣が囲い、この家の歴史を感じさせる。左手には先ほどの洋館を載せる苔《こけ》に覆われた石垣がそびえ立つ。

和風の家の下手はうっそうとした竹林で、10mを優に超す竹がそびえ、吹き抜ける風で葉が擦《す》れ合ってざわめき、時にコツンコツンと竹どうしが当たる音が響き渡る。

なぜ都会にこのような空間が残されたのか不思議な気がする。ひょっとしたらこの竹林は古《いにしえ》からそのままで、分け入れば古人の足跡が残されているのではないかと想う。

ふと見れば竹の根元には5枚の花びらを持つ清楚《せいそ》で白い花が寄り添い、ひっそりと咲いている。竹林を抜けてくる風には少し湿っぽい緑の匂いが漂っている。

「どう?」で始まる診察

さらに下り、竹林の途絶えるところに面したマンションの2階に、次の往診の部屋がある。インターホンを鳴らすと「開いているよ」といつものぶっきらぼうな返事。ドアには「押」と書いてあるが実際には引いて部屋に入る。

古本屋のような匂いと加齢臭が鼻に飛び込んでくる。上がり口にはびっしりと靴とサンダルが並び、携帯用酸素ボンベが立っている。履物を踏まないようにして靴を脱いで上がると、部屋はベッドと雑誌で埋まっており、彼はベッドの端に腰掛けているのが常であった。

彼はいつも私が座るスペースを空け座布団を敷いて待ってくれていた。

腰を下ろし、鞄を開けながら「どう?」と私は彼に声をかける。

「まずまずや」と彼が答え、診察は始まる。

テレビを一生懸命に見ている時は、彼は目を合わさずに返事する。

そして時には「ちょっと失礼」と言って、トイレに入りなかなか出てこない時もある。酸素チューブがあるのでトイレのドアは完全には閉まらず、音もにおいも筒抜けになる。

彼は身長175㎝、体重90㎏を超す巨体である。

特発性肺線維症

８年前、私は彼の治療を担当し、彼は在宅酸素療法下に退院してこの家に暮らすようになった。以来、私は往診を続けている。彼の病気は特発性肺線維症で、毎分５Ｌの酸素吸入を片時も離すことができない。

部屋の片隅で酸素濃縮器が低い音を立てて稼動しているが、５Ｌタイプになると放熱が多く、夏は暑く冬は暖かい。

排便のあと彼の酸素飽和度は80％を割り込み、そんな時、彼は喘ぎながら口を閉じてできるだけ鼻から酸素を吸い込もうとし、無言でじっと酸素が満ちてくるのを待っている。飽和度が90％を超えるとようやく彼の顔に色が戻り、顔を上げ私の方を向いてくれる。

「咳とか痰はどうです？」

私と彼は同い年なので、いつの頃からか友達のような口調になっている。

「咳は変わりないな、痰はちょっと黄色いかな、大体いつもと一緒かなあ」

彼は診察時には最低限のことしか話さないが、話題が変わるとよくしゃべる。彼の部屋のテレビは１日中ついているので彼は世間の出来事を実によく知っており、いつもトピックスを教えてくれ、時に意見を述べる。

ひとしきりしゃべったあとタイミングを見計らって血圧計を取り出し測定し、続いて聴診器を手にする。両肺でパチパチという捻髪音が聞こえる。

診察が一段落すると、「飴、食べるか」と彼はいつものど飴を勧めてくれ、私は2回に1回は口にする。

「また新しいポスターだね。訪問看護師さん、びっくりしない？」

私は部屋の壁一面に張られたピンナップの中に真新しいヌードポスターを見つけて言った。

「来る日は張り替えているよ」と彼はすまして答えるが本当は張り替えることなどなく、訪問看護師も初めこそ戸惑ったようであるが、今では無視を決め込んでいる。

そんなポスターに混じって、二人の子供が映った白黒の写真が張ってある。

「これ随分古い写真だね。昭和30年代かな」

「弟とワシや」

二人のランニングシャツを着た坊ちゃん刈りの男の子が、山をバックに無邪気に笑っていた。写真全体から昭和の雰囲気が漂い、同じ世代の私には実に懐かしかった。

彼は家族とは疎遠になっていた。過去に何があったかはとうとう尋ねることはなかったが、今でもこの写真を思い出すたび、彼がどのような思いでこの写真を眺めていたのだろうか、彼の死後に部屋を片付けにきた弟さんは、この写真を見てどう思ったのだろうかと考えてしまう。

彼は時に訪問看護師にセクハラまがいのことをすることがあり、そのようなことが重なって訪問看護師はペアで訪れるようになった。

「先生、もし力ずくで迫ってきたらどうすればいいんですか」

彼女たちは私に質問した。

「訪問中はドアを完全には閉めないように、何か挟んで隙間を空けておくようにしたらいいよ。そうそう、必ずドアを背にして彼が鍵をさわることができないようにすることも大事かな」

「それでも追ってきたら」

「酸素チューブを引っ張って外して、彼を思いっきり突き倒して走り出せばいいよ。絶対に追いつけないから」

そんな会話をしたことを覚えている。もっとも心配したような行為はなく、偶然のように触れようとするくらいで、看護師が毅然とした態度をとれば引き下がった。

死に支度いたせいたせと桜かな

月に一度、彼は酸素ボンベを引っ張り、タクシーで郵便局に保護費を受け取りに行き、その時古本屋で雑誌を買い込んでくる。それが彼の唯一のささやかな楽しみだった。

彼は太陽電池で動くクビ振り人形が好きで、いくつも買い込み、出窓に並べ、まだ通院できていた頃にはクリニックにその人形を3つ置いて帰った。

ぶっきらぼうに、でも恥ずかしそうに「これ、おもしろいよ」と言って窓口に突き出した仕《し》草《ぐさ》がかわいいと、ひとしきりスタッフの話題になった。

会話が途絶えた時を見計らって、「ではそろそろ」と私は往診鞄に聴診器などをしまいながら彼に告げる。

彼と交わす言葉は全往診患者の中で最も少ないかもしれない。

「気をつけて」

彼がわずかな訪問者でもある私に少し名残惜しそうな視線を向けて、精一杯の親愛の情を込めて声をかけてくる。

「はいはい、じゃあ、お大事にね。何かあったら連絡してね」と私が答えてドアを開け、廊下に出てきっちり3歩進むと鍵を閉める音が背後に聞こえる。まさに判でついたような往診。そんなはずはないのだが、1年後も2年後もそしていつまでもこの往診が続くような気がしてしまう。

来年の今頃、私があの桜を見ながらこの道を歩いているか、彼があの部屋にいるか、誰にもわからないとふと思った。

桜は1年に一度、時間は流れ、それは有限であること、また物事には終わりがあることを気付かせてくれる。

「死に支度いたせいたせと桜かな」という小林一茶の俳句が脳裏に浮かぶ。

時間は有限であり、そのことを見据えて今を生きよということなのかな、と坂を上りながら思った。

長い付き合いだったね

翌年の春、駐車スペースの桜は切り倒されて家が建ち、その夏、彼は突然この世を去った。往診を誰もが忘れていて翌日に気付いて電話をかけ、1週間後の往診を約束した次の日だった。往診を忘れるなんて初めてだった。

その日、訪問看護師から訪問しても応答がないと連絡があった。嫌な予感がした。こんな時のためにマンションの管理人の電話番号は控えてあり、その番号に連絡してドアを開けてもらうように指示した。

彼はベッドの横に倒れこみ、意識を失っていた。脳梗塞だった。

夜診が終わってから私は彼が搬送された病院に行った。詰所のシャーカステンには彼の脳CT写真がかかっていた。右半球全体に及ぶ広範な脳梗塞だった。

救急入院した身寄りのない生活保護者に夜遅く訪問者があることに看護師はいぶかしげだった。

「どういうご関係ですか?」

「長い付き合いです、往診で」とだけ私は答えた。

「少し面会させてもらっていいですか?」

「どうぞ、でも意識はありませんよ」

彼は殺風景なICUのベッドに不安定な荒い呼吸で横たわっていた。ベッドサイドの器械に表示された酸素飽和度や血圧を見るまでもなく、もはや残り時間は少ないことが肌で感じとれた。

私は横に立ち、彼の右手を握った。冷たく汗ばんでいて反応はなかった。私はさらに力を込め、彼の顔の上からささやいた。「長い付き合いだったね」と。

翌日、クリニックに彼が死んだことを告げる電話があった。

受話器を置いた私は受付のカウンターで首を振っている3体の人形に目をやった。

あの膨大な雑誌はどうしたのだろうか。その中にあったUボート（ドイツ海軍の潜水艦）の写真集は私の本棚にある。少し前に「これ、おもしろそうだね、貸してよ」と言って借りて帰った。その時、なんとなく返すことはないような気がしたのは虫の知らせだったのだろうか。

意思疎通の難しさ

次は筋萎縮性側索硬化症《きんいしゅくせいそくさくこうかしょう》（ALS）の患者さんの家に向かう。

午前11時に訪問看護が入っており、浣腸と摘便が終了する正午頃に往診するようにしていた。往診を始めてもう9年が過ぎた。

最初の頃に比べると彼女の表情は乏しくなり、嚥下《えんげ》も困難になってきていた。

この病気の進行は緩やかで週や月単位では変化を感じないが、年単位の記憶やカルテ記載と比べると、その落差が明らかになる。

往診8年目頃からは文字盤での会話が困難になり、介護者は1を聞いて10を推し量る必要が生じてきていた。パソコンによる意思伝達は辛うじて保たれていたが、目の動きが冒《おか》されるにつれ間違いや意味不明な文章が増えてきたことに誰もが気付いていた。

そうなってくると患者さんと介護者双方に忍耐が求められ、時に患者さんが疲れや苛立ちでやり取りをシャットダウンしてしまうこともあった。


襖を取り除いた二間12畳余が彼女の生活空間である。

真ん中に置かれたベッドに彼女は横たわり、首の気管切開チューブにつながる人工呼吸器が24時間365日彼女の生命を維持している。

一昔前の人工呼吸器は大きく、その駆動には特別な電源か圧縮空気が必要だったが、現在の人工呼吸器はパソコン並みの大きさで、通常の電源で作動し、緊急時や移動時にはバッテリー駆動も可能となっている。

昔も今も変わらないのは機械が発する熱で、冬は暖房の代わりになるが夏はエアコンを強くしないと部屋中が熱気に包まれてしまう。

栄養の大部分は胃瘻《いろう》（腹壁から胃に直結するように作られた小さな穴）から注入されている。昔の経鼻胃管は不快感が強く、鼻に糜爛《びらん》が生じたりすることがあったが、胃瘻はそのようなことが一切なく必要なだけの栄養や水分を計算通りにいつでも注入できる究極の栄養補給ツールである。もちろん、その使い方や適応、そして意味に様々な意見があるのはこのようなツールの宿命であろう。

彼女は家族の分も含めていろいろなメニューをヘルパーに指示したが、自分の口に入る食事の多くは味わえるものの咀嚼《そしゃく》も嚥下もできずに溢れ出してしまう。

味はわかって胃に入っていかない状態は極めてストレスフルと頭では想像するが、もちろん誰も本当には実感できない。

数年前に気管切開と人工呼吸、そして胃瘻が揃って彼女の全身状態は安定した。ＡＬＳは骨格筋が動かなくなり萎縮していくことを除けば普通人と変わらず、管理さえよければ天寿を全うすることも可能である。

意思表示ができず、無表情であるため、初対面の人はＡＬＳ患者の知的レベルや理解力を誤って認識することがある。通常の会話時のような表情の変化や動きなどがないため、わかっているのか否かがわからず、「わかりますか?」と繰り返し尋ねる訪問者もいる。そのような雰囲気を感じ取った彼女の内心は、おそらく不快感と苛立ちでいっぱいだったに違いない。

ＡＬＳ患者の五感は研ぎ澄まされ、思考は極限にまで高められていると思われるが、それは表現の術なく閉じ込められているため、見た目にはうかがい知れない。家族や極めて親しい、あるいは発症以前から患者をよく知っている人間以外、本当に意思疎通できるかどうかはわからない。もしかしたら医療者、介護者が患者のことを理解し、その心情を思い図りいろいろと述べるのは甚《はなは》だしい勘違い、あるいは思い上がりなのかもしれない。

会話が成り立っていると思うのは幻想で、会話は会話者の頭の中で一方的に構築されているに過ぎないのではないか、という思いがよぎる。

人工呼吸器をつけるか否か？

「いよいよとなったらどうされますか、人工呼吸器をつけますか？」

ＡＬＳの診断がついてしばらくすると医師から患者さんとその家族に、ストレートにあるいは婉曲的《えんきょくてき》に、この問いかけが発せられる。

そして、その時の家族や本人からの質問は決まっている。

「つけなければどうなりますか？」

気管切開をして人工呼吸をしなければ呼吸器感染、呼吸不全でやがて死を迎えることになるのは、この病気が診断されるようになってから繰り返されてきた冷酷な事実である。

オブラートにくるみ、あるいはむき出しのまま医師は一般論から説明し始める。医師の淡々としたよどみのない話は専門用語が混じることもあって、患者及び家族にはストレートには伝わらず、ゆえにその内容の深さを感じさせることはない。真実はあとで目の前の現実からじわじわと伝わってくるのである。

「どうしたらいいでしょうか？」

患者も家族も茫然《ぼうぜん》として、どうしたらいいのかわからず医師に意見を求める。

選択を求めた医師もすぐに結論が出るとは思っていない。その時点では患者や家族は判断する基準や知識を持たない素人なのである。


この病気の進行は遅いので月単位あるいは年単位で考える時間はある。その間に症状の進行や感染を目の当たりにして患者も家族も徐々に受け入れ、知識を積み重ね、考えることができるようになっていく。

自分の言葉の重みを知っている医師は軽々しく意見を述べることはなく、問われるたびに一般的な経過を、少し様子を観ながらニュアンスを変えて説明するにとどめる。

「苦しくなったら、まず鼻にマスクをかける補助呼吸をして、これは付け外しが簡単で苦しい時だけつければいいのですが、そのあと様子を見てまた考えればどうですか」

この選択はALSという病気ではどうしても避けて通ることはできない大きな分岐点になる。

気管切開及び人工呼吸を選択すれば状態は安定するが、緩やかに病気が進行していく寝たきりの生活が待っている。そして介護の現実に直面した時に当事者たちの気持ちが変化しても、一度つけたものは外すことはできない。

つけるかどうかという選択を迫られている時に、一度装着したら外す権利はないということは、たとえ説明を受けても誰もその意味は深く考えない。

この分岐点でどれだけ多くの患者さんが、自分のこと、家族のことを思い、立ち止まり、迷い、悩んだことだろうか。

しかし、現実に直面する前に想像し考える深さには限界がある。

ＡＬＳに関わったことのある医療関係者が、この疾患に対しての気管切開や人工呼吸に否定的な立場をとることがある。病状や介護の状況を間近で見ていれば、それもむべなるかなと思う。

しかし、その医療関係者とて自分や家族がＡＬＳになったら同じく言下《げんか》に否定するだろうか。第三者は医師も含めてその処置の意味を問い、理屈で二者択一を行おうとするが、その場に近付くほどそれは著しく困難であり、関われば関わるほどそこに正解や絶対的なものはなく、情という計り知れないものが横たわっていることに気付いていく。

当事者は迷い悩み、やがて選択を迫られるが、誰も簡単に決めることはできず、迫られて決断したあとも後悔がついて回る。

装着せずに呼吸器感染で亡くなってしまうと「あの時、呼吸器をつけておけばよかった」と悔やむだろうし、人工呼吸器を装着して数年が経過して家族の中に不協和音や疲れが見えた時には「あの時、自然に任せた方が良かったのかも」とふと思うかもしれない。

人工呼吸という手段があり、人工呼吸器が容易に入手でき、在宅医療体制が完全ではないとしても、整った現代においては、それらがなかったか不十分であった時代に比べてこの疾患の経過及び予後は一変し、患者及び家族の悩みも大きく変化した。

これまでは何とか1日でも長く生きることが目的だったが、今はいかに生きるか、いかに支えていくか、そして本人と周囲の人間の生活の質が大きな問題になっている。

「どうしたらいいでしょうか？」

選択の日が迫って困り果てた患者と家族は何度も主治医に相談をもちかける。医師はあくまでも治療者の立場であり、裁判官ではない。結局、何度も説明して患者と家族の判断を待つことになる。

直面する問題に対しての手段があり施行可能である以上、家族がそれを断固拒否することはなく、大多数の家族はそれを当然のように選択し、患者が気管切開を拒んだ場合には気管切開を受けないことが死と同義語であるがゆえに家族はいろいろな言葉、そして程度で説得を試みる。

少なくとも「つけない方が良い」と家族が口にすることはないし、たとえ心の奥底で思っていても浮かび上がってくることはない。家族会議でも結果に対して責任を持つことになるそのような意見は誰も口にできない。そして意見は消極的にしろ積極的にしろ、装着の方向でまとまっていく。そして必ず患者自身の意思を尊重してという但し書きがつく。

一度は人工呼吸器をつけてまで生きたくないと意思表示した患者も、やがて息苦しさが増してくると、想像するしかない未来よりも目の前にあり実感する苦痛や不安を何とかしようと人工呼吸器装着に同意することも多い。

選んだ道の先に待っている、穏やかではあるが変化のない、関わる人すべてに重くのしかかってくる長い時間は一方通行であと戻りはできないのであるが、実際に療養生活が始まってしばらく経過しないと実感はできない。

中には迷っているうちに呼吸器感染で状態が悪化し挿管、人工呼吸となってそのまま気管切開に移行する場合もある。

彼女の場合は特に迷うことなく道を選び、家族も当然のように同意した。

宗教と政治の話はご法度

国道から細い道に入ると静かな住宅街になる。街を区切る溝に沿って木々が植えられ、上品なたたずまいを見せている。

木々は梅から桃、そして今はソメイヨシノが満開になっている。誰かが考えて植えたのだろうか。見事なまでに時間と共に花が入れ替わっていく。そして八重桜がその出番を待っている。

ここでも車を止めると目の前に桜がある。

はっきりと思い出せないが、昭和の頃、町にこれほどの桜があっただろうか。すでに訪問看護師3人が到着しててきぱきと処置をしている。私が部屋に入っても彼女たちは振り向きもせず、こっちの声かけに簡単に挨拶を返すのみで自分の業務を続けている。

家族以外にこの家に出入りしている人間は医師、看護師、ヘルパー、ケースワーカー、保健師、役所の人間など多岐にわたり、時にはシスターが訪れ、ベッドサイドで彼女の手を握りお祈りを捧げている。

一度、彼女に冗談めかして「キリストさんですか」と声をかけ、睨《にら》み付けられたような気がした覚えがある。宗教と政治の話はこのような場ではご法度《はっと》であるが、クリスマスの日にカードが飾ってあって、つい口にしてしまった。

人の出入りの便のため、玄関の鍵は24時間かけられていない。

彼女のベッドは窓に垂直に位置している。ベッドの頭部分を上げると彼女の視界に庭が入ってくる。また、周囲の壁には鏡が配置され、呼吸器の状態や部屋の様子が映し出されるように工夫されている。

彼女は病気になってからも主婦の役目を放棄しなかった。犬の餌や散歩のこと、料理のメニューや味付け、植木の世話などについて事細かに指示を出し、思い通りに指示が伝わらないとパソコンの画面にヘルパーを名指しで非難するような文章が現れた。

ヘルパーも含め、医療や介護の従事者も普通の人間である。医療者、介護者として生まれたわけではないし、資質や能力にも差があるのは当然である。患者さんからの直接のクレームがあると、それを指摘と受け取り改善に努める人もいるが、「やってられません」、「自信をなくした」と去っていく人も多く、ケアマネージャーはいつも人や施設探しに奔走していた。

私の前任の往診医も、「ただ部屋の隅に立っているだけで何もしない」と表現され忌避《きひ》されたと聞いた。その医師の気持ちもわかる。安定したALSの往診では医療の出番は少なく、手持ち無沙汰で何をしてよいかわからなかっただけだと思う。

往診や訪問看護は患者さんの体調に何か変化がない限り、淡々として静かに進んでいく。医師と看護師の間の会話も必要最小限である。

窓から見える庭には梅、桜があり、夏には朝顔が窓を彩《いろど》り陽射しを遮ってくれる。木々の間に渡された板にはパンくずが置かれ、鳥を誘っている。

天井と庭、そして部屋の景色が彼女の日々の定まった世界であるが、時には特別注文の車椅子に人工呼吸器をぶら下げて家族が散歩に連れ出すこともある。家族は慣れたもので、「よいしょ！」と彼女を抱きかかえて車椅子に移し、人工呼吸器をおもむろにセッティングして、こともなげに散歩に出かけていく。

移動の際、少々無呼吸の時間が長くても家族は意に介せず、時々このような場面を目にするとひやひやするが、家族に動じるところはない。医療関係者ならばモニターや無呼吸時間に注意を払い、少しの移動も大騒ぎになるところである。

熟練を要する文字盤の読み取り

インターホンを鳴らして、応答を待たずに家に上がりこむ。

往診鞄を床に置き、ベッドの足元から彼女の目を覗き込み、声をかける。

「こんにちは、どうですか？」

彼女は視線を合わせ、眼輪筋《がんりんきん》と頬筋《きょうきん》で肯定的な動きをして返事する。しかしこれはおそらく時候の挨拶に近いようなもので、本当に何か伝えたい時は看護師の方に視線を向けるか、わずかに残った頬筋の動きを察知する機械を介して合図を送る。

看護師やヘルパーは透明の文字盤を取り出し、患者の目の前にかざして目の動きと文字を合わせ、状況を加味して彼女の頭の中にある意思を読み取ろうとする。ただこの会話は読み取り側の熟練を要し、お互い多大なエネルギーと根気を必要とするため、彼女は予め伝えたいことは特殊なパソコンで文章にして周囲に伝えるようにしていた。

文字盤の読み取りは長年入っているヘルパーさんが最もうまく、次いで娘さん、そして訪問看護師だった。関係している医師は誰も文字盤を読み取れず、またその努力もしなかった。

こう述べれば謗《そし》られるかもしれないが、安定したＡＬＳの介護現場では医師は参謀《さんぼう》という感じで気管切開チューブの交換を除いて直接何かすることはほとんどなく、患者さんとのコミュニケーションもヘルパーや看護師、そして家族を介してとなる。

「この間変えた気管切開チューブは具合悪いので元のタイプにして欲しいそうです」

手紙を受け取っていた訪問看護師が私に伝え、希望通りに元の気管切開チューブに入れ替えることにした。

日本で流通している気管切開チューブは大部分が外国製で、どうも日本人の体格には合わないような印象があり、すでに幾種類ものチューブを試したが彼女の気に入るものはなかなか見つからなかった。

交換は2週間に1回定期的に行なうので流れはスムースで指示することもほとんどなく、みんなが決まった動作を最少限の声を掛け合って行い数分で終了する。そのあと、胸とお腹の聴診を済ませ、腹部を触診して診察は終了する。手早くやらないと筋肉が薄い彼女の体温は下がり、「寒い」という訴えがやってくる。

時々、いつまでこの往診は続くのだろうか、という思いが頭の中をよぎる。着実に彼女の病気は進行していくが、人工呼吸、胃瘻栄養管理下ではALSが直接命に関わることはない。もしかしたら私が病を得て次の往診医に引き継がねばならない可能性もあるなあ、とふと思う。

すでに看護師やヘルパーは何人も代わり、在宅療養を開始した頃の人間はケアマネージャーしか残っていない。往診も長くなり患者さんの状態も安定していると家族と改まって話をすることもないが、家族もいろいろな不安や刻々と変わる悩みを抱いているように見受けた。

季節は何度も巡り、娘も息子も家を出て行き、孫が生まれ、一人夫が仕事をしながら日々の介護に当たり、昼夜を問わず多くのマンパワーが彼女の介護に携わっている。

その夫に偶然に胃癌が見つかり慌ただしく入院、手術となった。患者さんは比較的安定しているが、周囲の変化が慌ただしくなってきていた。

「何でもあり」はない

今思えばこの頃から家族が在宅療養の限界を意識するようになった気がする。様々な感情と在宅療養開始時とは変化した家族の状況、経済的な負担などが入り混じり、家族の中でたびたび話し合いが持たれたとケアマネージャーから聞いた。

このような話し合いにタッチするのはケアマネージャーであり、医療関係者は伝え聞くのみである。

子供がそれぞれ家庭を持ったことは母親としては喜ばしいことであろうが、在宅介護体制、特にマンパワーを維持していくことには大きな影を落とした。

これからどうなるのだろうか、いつか終わる日が訪れるのだろうが、それはどのような形なのだろうか。介護に関わる誰もが漠然と思い始めていた。

今日も明日も続く変化のない介護では先が見えず、それゆえの患者、家族、そして出入りする人間の様々な思いや迷い、不安、悩みがこの家に満ち、交錯している。

限られた福祉資源の中ではマンパワーが絶対的に不足し、その中でやっていくため、時に患者さんや家族の希望通りにはいかず軋轢《あつれき》が生じる。

100％満足が得られる在宅介護は不可能であること、介護の事故は一定の確率で起こり得ることは、共にお互いが了解しなければならないのであるが、現実には受ける側が求めることと介護側ができることにはずれがあり、時に不協和音が生じる。

「何でもあり」はないのである。

これも運命か

在宅医療においてはケアマネージャーの役割が大きく、いろいろな職種というピースが崩れないように結びつけ、調整し、各々が最大限に力を発揮できる調整をする。それはあたかも交響楽団の指揮者のようである。

医者は特にALSの在宅介護、医療においては参謀役、脇役にしか過ぎない。

「じゃあ今日はこれで、特に変わりありませんね。気管切開部分もきれいだし、チューブについていた痰もきれいでしたよ。呼吸音も心臓の音もお腹の音も大丈夫でした」

私は彼女の顔を覗き込み、その日の診察を総括すると、彼女がわかったという表情を見せるが、いつしかこの表情も浅くなったような気がする。

「それじゃ、また来週。お大事にね」と私は彼女に挨拶し、訪問看護師とヘルパーさんに「お先に、お疲れさま」と声をかけて家を出る。あとで来て先に帰る後ろめたささを少し感じながら。

ふと見ると家の前の花壇に白い上品な花が咲いていた。花はそこに存在している。誰もなぜとか思わないし、意味も問わない。同じように人間が生きる、ということについてその形や意義を問うたり、比べたり評価したりすることは傲慢なことなのかもしれない。

花はそこに咲き、そしてやがて淡々と運命に従い散っていく。

人間もいろいろな形で生き、そして死んでいく。その途上でいろいろあっても出発点と終点はみな同じ、ただそれだけのことなのかもしれない。

桜が散り終わる頃、家族からの申し出で彼女は療養入院となり、チームは解散した。

いよいよ病院に向かう日、関わってきた数人が彼女を見送った。

桜真風が木をわずかに揺らし、残り少なくなった花びらが散り落ち、車のフロントガラスに張り付いた。

花が今散ったのも、彼女が今病院に向かうのも、定まっていた運命かとふと思った。

9　長い付き合いやから

2人称でも3人称でもなく2・5人称

病気との闘いは長年にわたることが多く、熾烈《しれつ》な局面、修羅場《しゅらば》も多い。そのような中で共に手をとりあい、力を合わせて進み、潜り抜けていく患者と医者の間には、戦友とでも表現できるような不思議な感情が芽生えてくることがある。

もちろんこの関係はまったくの対等ではない。医者はパターナリズム（父権主義）に、患者は信頼に立脚しているが、しかし、どこかに同じ釜の飯を食った、あるいは同郷の士とでもいった雰囲気が醸し出されている。

一般にこのような感情を抱くのは外科医が多いのではないだろうか。自分が担当した患者は「僕の患者」と表現することに現れているように思う。そういった関係でよく口にする言葉に〝長い付き合いやから〟がある。

入院や検査で無理を通したり、逆に患者さんに我慢してもらう時にその言葉がよく出てくる。組織の中でこの言葉を使うと甘えや馴れ合いと非難されることもあるが、個人的には身内的な親しみを込めた言葉と理解してきた。

それだけにそのような関係の患者さんが亡くなると医者も結構こたえるのである。概して医者は患者の死に対して鈍感なように思われ、揶揄《やゆ》されがちであるが、やはり医者も一人の人間であり、特に付き合いの長い患者さんの死はずっしりと重くのしかかるのである。

自分が臨終に立ち会い、死亡を確認し、診断書も書いたはずなのに、その人がいた部屋が暗くなってベッドが整頓されているのを何回見ても、その患者さんの死を実感することができないことがある。

またいつも通ってきていた外来診察日にその人がひょっこり現れるような気持ちになり、その声を仕草《しぐさ》を思い浮かべてしまうことがある。何かの拍子にその人が生きているのか、死んだのかさえわからないことがある。

残された家族の〝グリーフワーク（悲嘆を受け止めていく作業、道程）〟が最近強調されているが、医療関係者においても必要なのではないかと思う。

医者も看護師も特別な人間ではない。

そのように生まれてきたわけではなく、教育を受けていても白衣を着ていても同じ人間なのである。喪失体験が積み重なり、吐き出されることのない悲しみがボディブローのように徐々に効いてくると〝燃え尽き症候群〟になってしまうのではないだろうか。

繰り返すが、医者も看護師も普通の感情を持った人間なのである。

付き合いの深まった患者さんの死は決して3人称ではなく、かといって2人称でもなく、柳田邦男が言う2・5人称とでも表現すべきものなのである。いちいちそんなことを感じていたら仕事にならないという声も聞く。

しかし、表面的ではなく少し入り込んだ関係になってしまうと何かしら感じるものがある。もしそれがない医療関係者がいるとすれば、感覚が麻痺《まひ》してしまっているか、医療という仕事を単なるビジネスとしてとらえているかであろう。

病棟において〝死ぬこと〟は日常茶飯事で3人称の出来事である。臨終を告げて詰所に戻ると、時には笑い声が満ちていることがあり、そこに人の死を2・5人称としてとらえた直後の人間が入ると違和感を覚えるのは当然であろう。自分とて主治医ではない患者さんが亡くなった時は病棟での一つの出来事としてとらえていることは告白せねばならない。

自分が診てきた患者さんの臨終に立ち会った日はやはり気が重く、特に長い付き合いの人の場合は結構それが尾をひく。

ふとあの人はこの世ではもう目の前に現れないのだと思うと、何かポッカリと穴があいたような気持ちになってしまう。一言で言うと、寂しいという感情が当たっているのだろうか。

考えられることはすべてやった

私が主治医、執刀医としてS住職を手術したのはもう7年前になる。検診で偶然に発見された左肺上葉の肺癌だった。自覚症状はなく、怪訝《けげん》な顔をして彼は入院してきた。

「よろしくお願いします」

つるんとした頭を撫でながら彼は頭を下げた。ちょっと恐い感じがする顔が印象的で、これが彼と私の出会いだった。

この時代は宗教者といえども、病名ははっきりとは伝えなかった。「放っておいたら癌になる可能性のある細胞が出ましたので今のうちに手術で切除しておきましょう」というのが常套《じょうとう》文句《もんく》だった。

彼は淡々として検査を受け、説明を聞き承諾書にサインをした。

症例検討会でも特に異論は出ず、手術中も特に問題なく左上葉切除術が行なわれた。胸膜の癒着もなく血管処理も定型的で容易ないわゆるeasy caseだった。

術後も順調に経過し、2週間も経たないうちに彼は退院するはずだったが、回復室から病室に移った翌日、「おはようございます。どうですか、調子は?」という私の問いに対して住職は渋面《じゅうめん》をして「いやあ、昨日よりも苦しいですな、少し動くと息が切れてかないませんな」と答えた。

確かに住職は肩を上下させて息をし、途切れ途切れにかすれた小さな声で話し、術前の割れ鐘のような声とは比べ物にならなかった。胸骨の上の窪みは呼吸努力による陰圧でひどくへこんでいる。

聴診を済ませて私は言った。

「胸の音はきれいで痰は溜まっていませんが、呼吸が浅いですね。痛みはどうですか？」

傷の痛みで呼吸が抑制されていることがこの時期には最も多いが、単にそれだけではなさそうな気がした。

しばらく呼吸を整えてから住職が言った。

「痛みも少しありますが、酸素が足りない感じですな。アップアップしている金魚みたいですな」

このようなジョークは場が少々緊迫している時でも雰囲気を和ませてくれる。指で測定した酸素飽和度は92％を示し、この値は少し動くと息苦しさを感じる値である。

彼の呼吸困難の原因は何なのだろうか。

理論的には生活に必要な肺機能は温存されたはずだった。

しかし徐々に機能が低下した場合と異なり、肺切除では1日で肺機能が減少するわけであり、その落差が原因？　また手術直後は理論的な残存肺機能よりも低下すること、あるいは肺動脈に血栓が形成された可能性も否定はできない。いろいろな考えが頭の中を巡った。

とにかく彼の呼吸機能を改善するため、まず鎮痛剤で痛みをしっかりと抑え、酸素吸入しながら呼吸訓練を看護師、理学療法士と共に付きっきりで行った。また途中出現した不整脈もコントロールし、栄養状態の改善も図り、考えられることはすべてやってみた。

戦友になった気がする

こうして瞬《またた》く間に1週間が過ぎた。

この1週間で私と住職の距離は縮まり、戦友になった気がした。そして彼が私を見る目には孫を見るような優しさが漂ってきていた。

「少し楽に息ができるようになりました、まさにほっと一息ですな」と彼が口にしたのは手術創の抜糸も終わりガーゼも当てなくなった頃だった。

それから1週間後、住職はようやく酸素吸入を離脱した。前後して返ってきた病理検査では肺癌はリンパ節には転移しておらず治癒手術と判定され、補助療法を行うこともなく彼は退院が決まった。

「予定よりも長居をしてしまいましたな。まあ、これも仏様のお導きでしょうな」と言って住職はニヤリと笑い、前日にそり上げたつるんとした頭を下げて退院していった。

法衣ではなく普通のスーツに身を固めた彼の傍らには妻が一歩下がって寄り添っていた。

住職は実直な人柄そのままにきっちりと外来に通い、薬も真面目に内服した。肺機能は順調に回復したが、日常生活や階段の昇降にはやや支障があり、何よりもお経をあげる声が続かず通らなくなったことが彼の悩みの種だった。

「何とかなりませんかな、商売上がったりです。息も上がったりやけど」

やがていきさつは語らなかったが、静養という名目で彼は温泉病院に入院することになった。そしてそこで療養中、右肺異常陰影を指摘され帰阪となった。

メスを使わない手術

1年ぶりに外来に現れた彼は以前と変わらないように見えた。すでに気管支鏡検査が行なわれ、擦過細胞診《さっかさいぼうしん》で腺癌細胞が検出されていた。内科、放射線科を交えた検討会の結果、右側に対しては放射線治療を行うことになった。

放射線治療は施行中は痛くも痒《かゆ》くもないが、そのあと程度の差はあるが放射線性肺炎が惹起《じゃっき》される。それがどのくらいで収まるかは予測がつかず、結果として呼吸不全に陥ることもある。放射線科医は放射線治療を「メスを使わない手術」と称したが、その呼吸に及ぼす影響も同等であるように思われた。しかし、切らないという選択は患者にとっては喜んで受け入れられた。

住職も照射領域に一致した放射線性肺炎が起こり、急性炎症が収まったあと線維化が生じて酸素化能が低下、酸素吸入が必要となった。癌はコントロールできたが、引き換えに呼吸機能は大きく低下し、退院時から在宅酸素療法が始まった。

このような出来事の中で彼はさすが宗教者と周囲に思わせるほど淡々としていたが、もはや檀家《だんか》でお経をあげることはできなくなっていた。

苦しい息をしながら彼は1カ月に1回外来にちょっと恐い顔で現れ、特に何を話すわけでもなかったが一通りの診察と雑談のあと、最後にニコッと笑い、診察室に何かほっとするものを残して妻と帰っていくことを繰り返した。

先生が顔を見せてくれはったら喜ぶのにねぇ

やがて私は大学を去ることになった。彼に外来でそのことを伝えた日から、彼が不機嫌になり、しょんぼりしているということが妻から私にもたらされた。この頃には彼はベッド上にいることが多くなり、近くの診療所から往診を受けるようになっていた。

私が移った病院は彼の家から遠く離れていて通院はとても無理だった。何回か電話でいろいろと様子を聞いているうちに、妻がポツンと言った。

「先生が顔を見せてくれはったら喜ぶのにねえ。来てもらうのは無理かなあって、いつも言ってます」

この言葉に動かされて、いささか変則的ではあったが、私が週1回診察に行っている病院でカルテを作り、その病院から1カ月に1回の往診に行っていることにして訪問が始まった。

1カ月に1回の木曜日、その病院からの帰り道に私は2週間分の薬をぶら下げて彼の家に寄った。狭い路地を入ったところにひっそりと建つ2階建の家に表札がかかり、暗くなる頃には暖色の灯りがともった。

そこを二人の終《つい》の棲家《すみか》と定め、2階には在宅療養一式が揃えられ、隣の部屋には御勤《おつと》めをするための立派な仏壇が納められていた。

この2階で何を話したという記憶はない。ただいつものとおり診察をし、少し雑談をし、御茶をいただいて帰るだけであった。

彼は私が家にいる間、終始ニコニコとしていた。特に何をしたというわけではないが、何となくほっとするものを感じていつもこの家をあとにした。お互いが心を配っているような感じとでも表現できるだろうか。

興味があって住職にその総本山である高野山の宿坊について尋ねたことがあった。

2週間後、臨時の薬を取りに病院を訪れた妻が、「何かあったんやろか」と住職がすごく心配していたことを告げた。

往診ごとに住職の状態は悪化し、呼吸機能は限界に近づいていることが感じられ、少しのことで崩れ去ってしまう予感がしていた。

緊急搬送

それからほどない4月末、妻から電話が入り、住職が呼吸困難に陥っている旨が告げられた。続いて往診に行っている医者からも電話が入り、肺炎を契機にした呼吸不全で直ちに入院が必要ということだった。問題は受け入れ先である。

彼が以前に治療を受けた大学病院は近いが、このような患者の受け入れの敷居は高い。私がいた頃はそれでも無理を通したが、もはやそれは無理であり、またよく知らない医者に任せる気にはならなかった。

私が変則的往診を始めた日からこれはいつかやってくる最後の看取りの準備だと考えていたので、その時私が常勤として勤めていた病院に緊急搬送することにした。その病院でもすぐに個室はなく少々無理を通して部屋を確保した。

この時にも私は〝長い付き合いの人やから〟の言葉を使った。

病院にたどり着いた住職はそれまでにない苦しい息の下であったが、私と目が合うと、いつものニコッとした表情を見せた。しばらく手入れをしていない頭にはうっすらと白い毛が生えていた。

「先生、頼んまっせ」と切れ切れに言うのがやっとだった。

呼吸困難が極限に達し、苦しさで不穏状態となり、自力呼吸不可能、挿管、人工呼吸が必要と判断した日、妻が彼に住職の地位（僧位）が上がったことを耳元で告げた。

彼はそれを聞いて満足気な表情を見せ、続いてその時の状況と人工呼吸の必要性の説明、さらに呼吸状態が安定するまで麻酔薬で眠ることの説明をした私に、またニコッと微笑んだ。麻酔下に人工呼吸管理となった彼は一見穏やかに見えた。

抗生物質投与、ステロイドの大量投与など考えられる一連の処置を行ったが、結局住職は亡くなった。

長い付き合いやったね

その日の早朝、当直医から危篤状態であることを知らせる電話が入った。最後に彼は「死亡診断書の内容を教えてくれ」と言った。

「長い付き合いやから今から行きます」と言う私に当直医は「いくら先生を慕ってやってきた患者でも、そこまで気を遣わんとええやろ」と呆れ、半ば馬鹿にした感じで言った。気を遣っているのではない。心の底からそうしたいという気持ちがあるだけなのに、彼にはそれがわからなかったらしい。

「勝手にしたら」と言って当直医は電話を切った。

身支度をしながら私は妻に電話をかけた。

「危篤状態だと連絡がありました。今から病院に向かいますが、一緒に行きませんか」

彼女はためらうことなく、落ち着いた声で「わかりました、お願いします」と答えた。
家を出て私は少し回り道をして妻を迎えに行き、そこから病院に向かった。この頃、彼はすでにこの世を去っていた。

病室に入った妻は精一杯やった人によく見られる満足気なサバサバした表情で、でもその顔いっぱいに慈しみを溢れさせて、住職に「迎えに来たよ」と告げた。

まだ人工呼吸器は動いていたが、心電図モニターの波形は一直線だった。私は彼の死顔を見ながら、「長い付き合いやったね」と心の中で告げ、ひょっとしたらと思い、部屋の天井に彼の姿を求めた。

一瞬空気がニコッと揺れたような気がした。

彼がこの世を去って3日目、その病室は暗くベッドは整頓されていた。

私は処置の合間にその部屋を覗いてみたが、彼はいなかった。

その頃住職は永く勤めた寺での葬式を済ませ、本当に帰りたかった終の棲家に帰り着き、人生の最後まで共に暮らした妻と形は変わったけれど前のように二人きりで過ごしているだろう。

あのほっとする人はもうこの世にいなくて、1カ月に一回の往診に行くこともないと思うと、心に埋まることのない穴がポッカリあいたようだった。

また一つ、心の中に墓標《ぼひょう》が立った。

10　画竜点睛

深夜の往診

午前2時、私はタクシーの後部座席に身を沈めていた。

外は漆黒《しっこく》の闇、時折オレンジ色の街灯が流れていく。

遠くには黒く低い山並みをバックに鉄塔がそびえ立ち、赤い航空表示灯が明滅している。

ぼんやりと眺めていると、山々が大地に横たわる竜のように、そして赤い光がその片目のように見えてきた。

なぜ今頃こんなところを走っているのだろうか。

何をしようとしているのだろうか。

これは現実なのだろうか、いや夢なのだろうか。

いろいろな思いが去来する。

横に置いた箱を触ってみる。すべすべしたダンボールの手触り、押してみると中身が詰まっている感触。手を入れてみると点滴セットが触れる。

これは夢ではなく現実に間違いない。

自宅から乗ったタクシーのメーターは優に1万円を超えている。もう少し早い電話だったらビールも飲んでいなかったのにという思いが横切る。

「おっしゃっていたファミリーレストランはあれですか？」

運転手が声をかけてきた。

「そうです、その先のガソリンスタンドの信号を右折して、4つ目の辻を左へお願いします」

往診で見慣れた風景は闇に埋もれている。

やがてタクシーは止まり、車の音で気付いたのだろうか、玄関の電気がともり夫婦が玄関に出てきた。街は深い眠りの中にあり、タクシーのドアの音はもちろん、息遣いさえ響き渡るような気がした。

「夜分に恐れ入ります、お疲れのところ申し訳ございません」と言う娘の顔には疲れと不安、そして私が着いた安堵感が滲《にじ》んでいる。

「どうですか？」

ひょっとしたら亡くなっているのではという思いが浮かび、当たり障りのない言葉を選ぶ。

「少し落ち着いたようですが、時々苦しそうな感じで、いつもとは違うような気がしてお電話させていただきました」

どうやら急変ではなかったようだ。少しほっとして私は彼女の部屋に向かった。彼女がこの半年間療養してきた部屋は白が基調で、ベッドは真ん中に置かれ、すぐ横にはトイレのドアがあり、すべてが療養の利便を考えて配置されていた。

少しでも呼吸が楽になるようにと頭側を上げたベッドで彼女は喘《あえ》いでいた。表情は険しく、目はギュッと閉じている。

「こんばんは、どうですか？」といつものように声をかける。

彼女は顔をこちらに向け、目を開けて答えようとするが声にならず、ゼイゼイという音だけが強くなる。呼吸は浅く速く、酸素飽和度は酸素吸入下で94％を示し、手足は冷たくじっとり湿っていた。

昨日の往診では手足は温かく、会話も途切れ途切れではあるが可能だった。

「ちょっと拝見しますね」

私は彼女が頷くのを待ち、パジャマの前を開け、肋骨が浮き出た胸に聴診器を当てる。

昨日までは弱いながらも規則正しい呼吸音が聞こえていた右胸は沈黙し、耳を澄まして待っていると時々空気が堰《せき》を切るように流れていく。

目を閉じると腫瘍と血塊が気道を塞ぎ、時々空気がその横を通り抜けている様子が浮かぶ。

「苦しんでいるようです」

両手でしっかりと母の左手を握り締めていた娘さんが、私の目を覗き込んで言った。

1年近く献身的に看病してきた彼女の口調は落ち着いていた。

「死ぬのは怖くない。でも苦しまないようにして欲しいと昨日の晩も何回も言っていました」

娘さんの顔を見る。声は落ち着き、取り乱したところは微塵《みじん》もなく、これは愛する人に生あるうちに十分に尽くしてきたことで達した境地なのだろうかと思った。愛する人の生に尽くし切った者は、その死も切れ目のない気持ちでとらえることができるのだろう。

いつもの睡眠薬を服用し、それでしばらく眠っていたが、夜半過ぎに目を覚まして苦しみだしたと娘さんが傍らで静かに説明する。

彼女は眉間に皺《しわ》を寄せながら肩を上下し懸命に呼吸している。意識があって空気を十分に吸うことができないのは皮の拘束具を着せられた拷問のようなものだろう。

患者は呼吸に関係する筋肉を総動員して一生懸命に空気を求め、喘ぎ続け、やがて力尽きてしまう。苦しさを和らげようと安定剤を用いると、一生懸命に呼吸しようとする意識を抑制し死を早めることになりかねない。

苦痛の緩和と呼吸の維持、ふたつを両立できる薬剤量の幅は狭い。ゆえに末期患者のベッドサイドで主治医は苦しむ患者を目の前に悩む。楽にしてあげたい、でも命を縮めることはできない。

「私、死ぬことは何ともありません、主人も待ってくれていますし、人生で初めてのことだから楽しみです。でも苦しむのは嫌。主人のように3日3晩苦しんで死ぬのは嫌です。それだけはお願いです、苦しませないでください。お願いします」

彼女は以前から明確に自分の意思を何度も私に伝え、折に触れ念を押していた。今も彼女はそのことを必死に伝えようとしているだろう。

いよいよ約束を果たす時が来たと私は思った。

薬剤の量に明確な方程式はなく、その加減は長年の臨床で培った「勘」だけが頼りになる。私はジアゼパム（抗不安薬、催眠鎮静薬）とペンタゾシン（非麻薬性の中枢性鎮痛剤）を静脈注射し、残りを点滴の中に入れた。

今までの経験ではこの方法で、呼吸抑制は少なく、呼べば答えるような軽い麻酔状態に維持できるはずだった。

彼女はやがて寝息を立てて眠りに落ち、呼吸は平静になったように見えた。彼女と娘さんの様子が落ち着いた頃を見計らって私は席を立った。

「明日というか今日の午後、また来ます。ポンプを持ってきますので持続的に薬を入れるようにしましょう。それまではこの処置で眠っておられると思います」

「もし何かあれば携帯電話に連絡してください」

この場合の「何かあれば」というのは呼吸が止まったら、つまり亡くなったらという意味であるが、娘さんはそっと目線を合わせてすべてを飲み込んだ様子で頷いた。この「阿吽《あうん》の呼吸」を文字にすれば「これで楽になると思いますが、呼吸が止まるかもしれません。その時は確認して電話してください」、「わかりました」ということになるだろうか。

このようなことは言葉にはできず、もちろん「同意書」は存在しない。

伴走できなかった後悔

私は呼んでもらったタクシーで病院に向かった。

時計を見ると午前5時。家に帰っても眠る時間は残っておらず病院で車を降り、医局のベッドで眠った。

眠りに入るまでのわずかな時間に私は彼女と肺癌であった夫のことを思った。

あれから何年になるだろう。私は彼の手術を執刀した。手術は順調に終了したが、術後合併症のためにしばらく集中治療室から出ることができなかった。

彼は終始落ち着いて協力的で、まるで運命に身を委ねるかのように振舞ってくれ、それに助けられるように冷静に合併症に対応でき、彼は無事退院となった。

手術後に合併症は一定の割合で生じ、思いもかけない人に予想もしないことが起こることもある。その時の患者と家族の反応は様々であり、主治医を疑わしい目で見る人、感情的に責めたてる人、親戚の医者が乗り出して来る人、落ち込んでしまう人、自暴自棄になる人などいろいろである。

このような場合、起こってしまったことは仕方がないと現実を受け入れ、主治医に協力的で二人三脚になることができる人が治りやすいことは、もちろん統計には表れないが確かであろう。

彼は終始気丈で冷静、そしてユーモアを忘れない紳士であった。その態度と笑顔に主治医だった私もスタッフも助けられた。外来にもきちんと通い、たまたま行なった便ヘモグロビン検査をきっかけに大腸癌が見つかったが、彼はそれも克服した。

外来に来る時はいつも夫婦一緒で、診察が済み会計を待っている間、二人は待合室で寄り添って座っていた。

ある日、時間外外来に現れた彼は肩で息をし、いつもは穏やかな表情が苦悶に満ち、顔色はどす黒く変色していた。

聴診すると両肺には乾いた雑音が溢れ、胸部レントゲン写真を撮影すると、それまで見られなかった間質性肺炎《かんしつせいはいえん》（肺が硬くなることで咳や息苦しさが生じる病気）が全肺に拡がっていた。指先から測定した酸素飽和度は85％を示していた。直ちに治療が必要な状態だった。

大学には空部屋がなく、結局彼は分院に入院することになった。

入院後強力なステロイド治療が行われたが、彼は発病3日目にこの世を去った。

後日、娘から長く丁寧な手紙が届き、そこには決して恨みがましくはなかったが、最後は私に看取って欲しかったと書かれていた。

以来、私は手術からずっと共に歩んできたのに、最後の3日間を伴走しなかったことに後悔の念を抱き続けてきた。

彼女が夫とは逆、つまり大腸癌のあとに肺癌になり、呼吸困難状態で私の病院に現れたのは1年以上前になる。夫が亡くなった分院で肺癌の診断を受けた彼女は、紹介状を持って私の外来を訪れた。彼女の左肺は肺結核で半分程度に潰れており、肺癌は健康な右肺の上葉にあり、気道を狭窄《きょうさく》していた。

「主治医の先生から肺癌のできた場所が悪くて、ここでは治療が難しいと言われました」

少しの動作で彼女は息が切れ、ゼイゼイという喘鳴《ぜんめい》が傍らで聞こえ、言葉は途切れ途切れであった。

肺の状態から手術は不可能ではないが合併症のリスクは高く、術後の呼吸状態は著しく損なわれると判断。そのように説明したところ彼女も家族も手術は望まなかった。

「手術を受けて病気は落ち着いても呼吸が苦しくなることは嫌です。私は病気で死ぬことは仕方ないと覚悟しています。でも寝たきりになったり苦しむことは嫌です」と彼女ははっきりと意思表示した。

自分の意思をはっきり持っている人とは腹を割って一緒に考えることができる。いろいろな治療方法を示しながら話を進めていき、結局、身体への負担と治療効果を睨《にら》み、狭窄部位に金属製のステント（狭窄部を内側から広げるために使う器具）を留置して気道を拡張、呼吸困難を解除した上で癌に対する放射線治療を行なうことがベターと伝え、彼女と娘さんは同意した。

放射線科と共同でステントを留置し、その結果、彼女の呼吸困難は劇的に改善し、そのあとに放射線治療を行うと腫瘍は著明に縮小し彼女は退院した。

しばらくして限局的な放射線性肺炎のため肺機能が徐々に低下し、通院が困難となったため在宅治療が始まった。

「このくらいの苦しさなら大丈夫」

彼女は私を気遣うように微笑んだ。

やがて放射線性肺炎は落ち着き安定した日々が訪れた。

「ひょっとしたらこのまま治るかも」と淡い期待を抱いたが、やがて癌は勢いを取り戻し、血痰が出るようになり、呼吸状態も徐々に悪化していった。

私は何があっても彼女の最後を看取ると決めた。それが夫への贖罪《しょくざい》になるとどこかで思っていたのかもしれない。

問い直される医師の死生観

病状が悪化し死を避けることができないとわかった時、患者と医師の関係、患者及び医師の死生観が問い直される。

いざ死に臨んだ時に離れていってしまう医師もいるが、医師に悪意があるわけではなく、責めることはできない。

死を直視する準備ができておらず、死ぬということを敗北ととらえ、呆然《ぼうぜん》としてしまい、自分がどう振舞えばいいのかわからなくなってしまうのだろう。

嘗て彼女と同室だった患者が死ぬ時、私は傍にいなかった。重篤《じゅうとく》な状態に陥った彼女を集中治療室に委ねた私は気を緩《ゆる》めて病院を離れ、彼女が処置中に死んだという連絡を受けた。

その家族に「最後は先生に看取って欲しかったことが心残りだ」と言われ、このこともずっと私の心に突き刺さっていた。時々、彼女のことを思い出すことがあるが、そのたびに「今度はちゃんと傍にいてね」と言われるような気がする。

その日の夕方、私は同僚の医師の車を借り、輸注ポンプと薬剤を積み込んだ。

「先生、ちょっと」

病院を出ようとする私を事務長が呼び留めた。

「誰からとは言いませんけど、なぜ入院させないのかという声がありますよ。病院の資材を持ち出すのもどうかと思いますが」

病院の中に、なぜそこまで在宅にこだわるのか、なぜ入院させないのかという声があることは承知していたし、誰が言っているのかも見当がついていた。

それらの声をかわすために病院の運転手つきの往診車は頼まず、時間帯も昼休み時、勤務時間外を選んでいた。

「家族と本人が強く在宅を希望されていましてね。それにちゃんと点数は取っていますよ、ご心配なく」

病院の経営が大事なことは承知しているが、顔を合わせると職務上やむを得ないだろうが、点数、点数、経営と口癖のように言う事務長への精一杯の抵抗だった。

「でも、あまり無理されなくてもいいのではありませんか、先生がいらっしゃらない時に何かあったらどうするのですか」

さて「何かあったら」とは、これから向かう患者のことか、病院の患者のことか、と一瞬よぎったが、「病院には迷惑をかけないように心がけますよ」と事務長に言い、彼を振り切るようにして車に乗り込んだ。病院という組織、枠組みからは少々はみ出していることはわかっていたが、これはやむにやまれぬ行動だった。

苦しくない死

私と娘は話し合い、在宅で死を、かねてから彼女の母が望んでいた〝苦しくない死〟を迎えるように努力することで一致していた。

今、強く勧めれば入院の説得は可能であるが、彼女たちはそれを望まないだろうし、ここまで環境を整え、家族のサポートがあるのに、なぜ病院に入らねばならないのか、私も納得できなかった。

「ここまできて退くわけにはいかない」と私は腹を決めた。

薬をポンプで持続的に送り、点滴で最低限の水分を補給し体制は整った。

彼女は呼びかければ目を開き答えるが、そっとしておくと眠ってしまう状態で安定した。時々目を覚まし、「楽です、希望通りです」と繰り返し言った。この言葉を聞くたび、娘も私も選択は間違っていなかったことを確信した。

その夜、彼女は時々目を覚まし、途切れ途切れではあるが楽《らく》そうにいろいろと話し、娘に保険の受け取りのことまで説明していたという。

私はそれからほぼ24時間おきに薬の補給に訪れ様子を見た。彼女は静かに眠り、娘は最後の時間を母親の傍で添い寝するように送っていた。

彼女のゆっくりした寝息と在宅酸素の器械のブーンという低い音、酸素の流れるシューという音だけが部屋の空気を震わせ、点滴が滴下する音まで聞こえるような荘厳な静けさに彼女は包まれていた。

昼間に見る庭には椿が咲き、部屋には窓越しの暖かな陽光が差し込んでいた。ひょっとしたらこのままいつまでも時間が過ぎるのではないか、目を覚ましたら呼吸は安定しているのではないかと思わせるような錯覚に陥りそうだったが、右肺の呼吸音は消え、左胸だけがわずかに上下していた。

血圧計も心電図モニターもない。酸素と鎮静剤を入れる1ルートの点滴だけ。病院では考えられない状態だった。

穏やかな日が4日間続いた。

そして私が病院当直の夜、彼女は静かにこの世を去った。

娘が最後の脈を確かめ、息を引き取る瞬間を看取り、午前7時過ぎに私に電話をかけてきた。

「母が息を引き取りました」

「わかりました、8時前にうかがいます」

それだけの会話ですべてが伝わったような気がした。他の医師の出勤を待って私は彼女宅を訪れ、死亡診断書を書いた。彼女が横たわるベッドには暖かい春を思わせる日差しがレースのカーテン模様を映してゆらめいていた。死に顔は穏やかで、最後は自分で口も目も閉じたと聞き、きっと満足して旅立ったのではないかと思った。

「最後の頃、少し苦しそうでしたが、大丈夫ですよね」

娘が念を押すように尋ねた。

私は頷いた。

「何度も希望通りと言っていましたから喜んでいると思います。思い残すことがないようにいろいろと話をしましたし」

私は点滴ルート、バルーンを抜き、彼女の手を合わせるように整え、この1週間にたまった点滴ビンや注射器を回収して外来開始時間に間に合うべく家を出た。

今頃、彼女は夫と再会し、病院で同室だった患者さんと出会い、今度は私が最後に身を翻《ひるがえ》さなかったことを報告してくれているだろうか。

ふと、彼女の家に向かった夜に見た竜が頭をもたげ、ふたつの目が光った気がした。

11　夏の日に逝く

突然訪れた〝その日〟

「明日は往診の日だったかな」

金曜日の外来が一段落して週末の予定に思いを巡らせていた私は、受付に声をかけた。

「えっ、明日の予定はありませんよ」

私ははっとした。

「そうだった、彼はもういないんだ」

不思議な気がした。何年も続けていた往診が突然終了して1カ月が過ぎようとしていたが、身体はまだそのリズムを覚えているらしい。彼の記憶もまだ鮮明に残っている。

往診に行けば、あの部屋にまだ彼がいるような気がしてならない。彼がこの世を去ったことは厳然たる事実なのだが、それを認識しても受け入れていない自分がいる。

今も診療中にふと彼の顔や声が思い浮かび、聴診器を当てている時も記憶に残っているあの呼吸音を聞いているような錯覚に陥ることがある。

予期しなかった死、不条理な死、長い間診療してきた患者の死に出遭うと、普段は忘れている死を突然身近に感じ、その影にすっぽりと覆われて、何かが自分から抜けていく気がする。小泉堯史監督の映画『阿弥陀堂だより』の中で女医が感じた気持ちはきっとこれなんだろうなといつも思う。医者になって人が死にゆく場に数多く立ち会ったにもかかわらず、今まで自分が何とか持ちこたえてきているのは、きっと心に不純物が多くて伝導性が弱いためだろうと思っているが、それでも多くの別れは波や雨だれのように心に凹凸や亀裂を刻んでいる。

彼がそう遠くない未来に逝くであろうことはわかっていた。しかし、彼の病状が悪化するのは決まって冬であり、ゆえに彼が逝く日は真冬だろうと漠然と思っていた。

だが、彼は猛暑日に突然逝ってしまった。彼はこれまで幾多の試練に見舞われ、何度も今度こそだめだろうと主治医に思わせ、そのたびに予想を裏切ってきた。

先だっての冬にも肺炎をおこし、酸素飽和度も低下していたので入院を勧めたが頑として聞き入れず、結局在宅で抗生物質の点滴を続けて乗り切った。彼はその間、手負いの動物のようにじっと息を潜めうずくまっていたが、なぜか彼自身にも周りにも危機感や悲愴《ひそうかん》感はなかった。

ようやく落ち着いた頃、「今度は厳しいと思ったけれど、何とか入院しないですみましたね」と私が言うと、彼はニヤーッと笑って「そうやろ、先生が思っているよりわしはしぶといよ。先生の予想はいつも外れるな」と返し、傍らから妻が「先生から何度ももう今度はだめかもとお聞きしましたが、今度もお父さんは頑張りましたわ。この人は不死身かも」と言った。

いつの間にか家族も主治医も根拠なく当分彼が死ぬことはないと思い込んでいた。

突然訪れたその日、誰にも心の準備はなく衝撃が走った。

異端者

彼が私の前に初めて姿を見せたのは今から10年前だった。午前の外来の最後に彼は診察室のドアを開けて入ってきた。その日は外来患者も少なく、時計の針は午前11時半を指していた。

「はじめまして、今度お見えになられた先生が呼吸器専門と聞いたので診ていただこうと思って来ました」

彼は椅子に座り名乗ったあと、喘ぎながら言葉を紡《つむ》ぎ出した。声はかすれてやや聞き取りにくい。

「よろしくお願いします」

「で、どんな具合ですか？」

私は挨拶を返しながら彼を見た。身長は１７５㎝、痩せ型で顔色は悪く、白髪が混じっているせいもあって50歳という年齢より老けて見えた。

椅子に座ってしばらく経っても彼は肩で息をし、時折、痰が気管の中を行ったり来たりしている音が聞こえた。呼吸状態はかなり悪い。酸素飽和度は90％を切っているかも、と私は思った。

「この冬から少し動いても息切れがするようになりました」

「休んでしばらくしたらよくなりますけど、最近、楽になるまでの時間が長くなったような気がします」

「年末まではそうでもなかったのに、だんだん悪くなっているようで心配しています」

彼は息を継ぎながら言葉を続けた。

その合間の呼吸はひどく荒く、喋るにつれて顔色も悪くなってきたような気がした。彼の呼吸が戻るまでの間、私は彼のカルテに目を通した。

カルテは分厚いが白紙の部分が多く、途切れ途切れに記載された文章から彼のプロフィールは読み取れなかった。カルテに彼の歴史は刻まれてはいなかった。

私は問診を取り直すことにした。

それまでのやり取りから午前診の終了時間が12時を過ぎることが確実になったので、私の診察に付いている看護師は露骨に嫌な表情を見せ、隣の診察室の同僚に肩をすくめて目配せをした。きっと目配せの中には「今日は12時に終わると思っていたのに、いい加減にしてよ」という言葉が含まれていたに違いない。彼女らにとっていい医者とは時間通りに終わる外来診察医であり、私はこの病院では確実に異端者だった。

今は亡き恩師の見事なメスさばき

外来の古参看護師の圧力を跳ね返して診療するには、多大な無駄なエネルギーと強い精神力が必要となる。

「最近、咳や痰はどうですか？　痰の色は？」

背後に感じる看護師の視線を無視しながら私は彼に尋ねた。

「手術の頃からずっと痰と咳は出ています。色は汚い黄色、時々赤いこともあります。冬になるとよく風邪をひくし、そういえば風邪も年々治りにくくなっているような気もします」

頼んでいた過去5年間のレントゲン写真がようやく診察室に届いた。私はフィルムを並べながら彼に尋ねた。

「左の肺を切除されていますね。どこで手術を受けられましたか？」

彼は昭和48年という時と共に、私の恩師とそして今は廃院となった療養所の名前を口にした。不思議なことにこの病院に来てから恩師が手術した患者さんを幾人か診ていた。彼らの手術創を見るたびに私は恩師の顔を、そして創《きず》に触れるたびに最後の結核外科医の一人であった恩師のメスさばきを思い出していた。

恩師の肋骨切除は実に見事で、電気メスを使わずに剥離子《はくりし》（骨膜を剥離するために用いる手術用具）だけでさほどの出血もなく肋骨骨膜を剥離した。これは電気メスに慣れきった我々の世代にはできない芸術的な技で、切断された肋骨は電気メスで黒焦げになった肋骨とは異なり瑞々《みずみず》しく神々《こうごう》しいまでの輝きを放っていた。

「そうですか、私はその先生の直系の弟子に当たります。これもご縁ですね」

「よろしくお願いいたします。あの先生のお弟子さんに診ていただけるのでしたら心強いです。で、先生はお元気ですか？」

彼は少しほっとしたような表情をして尋ねた。

「去年の4月に亡くなりました」と、私は少し間をおいて答えた。

彼の顔には驚きと消息がわかった安堵感が入り混じったような表情が浮かんだ。

「そうですか、あれからずいぶん経ちましたものね。もう一度診ていただきたかったなあ」

そして彼は目を上げ、遠くを見るようにして言った。

「厳しかったけどいい先生でした。ちょっと近寄りがたい雰囲気で療養態度が悪いってよく怒られました。でも本当に患者のことを考えてくれていることがわかったから、こっちも真剣に聞いたし、他のみんなもそう思っていました」

「ようやく退院できた日には初めて見る笑顔で送ってくださいました」

優しい医者という言葉には時に患者に阿《おもね》るような響きを感じることもある。医者にとっては「厳しいけれどいい先生」と言われる方が、本当は勲章《くんしょう》なのかもしれないと私は恩師の姿を目に浮かべながら思った。

さらに問診を続け、彼のプロフィールとこれまでの経過を把握したあと私は診察に移った。

問診は発掘のごとく、時にどんな検査よりも患者の姿を浮き彫りにしてくれ、診察の道しるべとなる。

彼の左の背中には袈裟《けさ》懸《が》けの大きな創があった。そっと触れてみる。はるか昔に恩師が入れた皮膚切開に今自分が触れているというのは何とも不思議な気持ちがする。

良性疾患の手術は難しい

手術前、外科医は畏《おそ》れと不安が入り混じった高揚感に満たされる。メスが最初に入った創の端には恩師のそのような気持ちが今も焼きついているような気がした。

恩師はもうこの世にいないが彼がした仕事を私が見ている。私はこの患者を最後まで診ようと決めた。彼は残った右肺も気管支拡張症による荒蕪肺《こうぶはい》（炎症により正常肺の構造と機能が廃絶された状態）に陥っており重症の呼吸不全状態だった。

私は恩師がよく口にしていた、「良性疾患の手術は難しい。1例1例が応用問題であり、手術適応は個々の症例で慎重に真摯に考えて決め、外科医はその結果に責任を持たねばならない」という言葉を思い出した。

この患者を含め結核外科時代の幾多の経験がその言葉の裏にはあったのだろう。

この患者が手術で失った左肺にはもちろん病変があったが健全な部分もあったに違いない。

後に右肺が同じ変化に陥るとは考えていなかったのか、喀血などでやむを得ず緊急に左肺を切除したのか今となってはわからない。

命を救うという大義名分がある悪性疾患の手術とは異なり、良性疾患の外科治療は術後の人生の質を考えねばならない。そして外科医はそこに公式がないことを、症例を重ねて実感していく。

外科医は術後の患者を目の前にして、手術という方法を選んだことがはたして正しかったのかどうか悩み、時には臍《ほぞ》を噛み、時には心臓付近から身体に広がるぞっとする戦慄を感じ、深夜の誰もいない部屋で思わずうめき声を発して身悶えることもある。

カルテを繰っていくと、これまでの診察医は彼に対して風邪薬や気管支拡張剤の点滴など対症的な処置を行い、呼吸に関してはほぼ無策な状態であった。

酸素飽和度を測定した私は絶句した。酸素飽和度が80％を切っているのである。カルテの後ろポケットに整理されずに突っ込まれていた血液検査結果を見ると多血症が認められた。

このような患者に対してはオーダーメイドな治療が必要となってくる。

「酸素がかなり足りない状態ですね。その結果、少ない酸素をできるだけ運ぼうとして赤血球が増えています。例えて言えばチベット高原に住んでいるようなものです」

私の話に彼は怪訝《けげん》な表情だった。

「マラソン選手の高地トレーニングのようなものです」

少しわかりにくかったかなと思った私は付け加え、彼の表情もわかったような感じになった。

「酸素吸入をする話はこれまでありませんでしたか？」

私は単刀直入に尋ねた。

「いいえ、そんな話はありませんでした。時々動脈から採血してもらった時、酸素が少ないなとは聞いていましたが、さっき爪から測ったのが酸素の量ですか？」

今や酸素飽和度計は呼吸器科医のポケットに聴診器と共に入っているような時代であるが、この病院には常備されておらず私が私物として持っているだけだった。建物と同じく装備も昭和のままだった。

看護師の無言の圧力に耐えながら30分近くかけて診察を終えた私は在宅酸素療法開始の手続きをとり、その日の夕方には彼の家に酸素濃縮器が設置された。

新鮮な驚き

それから彼は私の外来を定期的に受診するようになった。

酸素濃縮器、非侵襲的《ひしんしゅうてき》鼻マスク人工呼吸（ＮＰＰＶ）導入と最先端の処置を施していくにつれ彼の呼吸状態と全身状態は改善し、数カ月後には体重も増え、ＮＰＰＶを付けた翌日は酸素吸入なしで酸素飽和度は90％以上を維持できるようになっていた。

「先生、ちょっと相談が」

ある春の日、診察が終わって服を調《ととの》えながら彼が言った。

「はいはい、何でしょうか」

この頃には年齢が近いせいもあって、かなりフランクな話し方になっていた。

「最近調子がいいので仕事に行きたいのですが」

「えっ、仕事?」

よく聞けば彼はもう決めてきており、相談というより確認だった。先だって申請していた呼吸器機能障害が認定され、企業の身障者雇用枠で就職が可能とのことだった。

「もう決まっているようだし、まあ軽作業ならできると思いますよ。やってみたらどうですか。でも職場にも酸素ボンベを持っていくこと、帰ったら酸素を吸うことを守って、夜は8時間以上NPPVを行なってください。それが条件ですね」

正直なところ、彼が働くという発想は私の頭の中にはなく、この発言には少々面食らった。

1週間後、彼は屋内で行なう軽作業かつ短時間の仕事に就き、やがて保険証も社会保険本人に変わった。しかし、7月に入る頃から彼の呼吸状態は目に見えて悪化し、結局仕事は辞めざるを得なくなってしまった。

「まあ仕方ないですね。夏は休んで調子が戻ってからまた働いたらどうです? ま、季節労働者というところですかね」

彼が仕事を辞めたことを告げた時、私は慰めるように少し軽く言った。

「まあ、残念ですけど仕方ないです。でも自信がつきました。もう働くことはできないと思っていたし、また頑張ります」

「そうですね、これでできるということがわかったし、エネルギーを貯めればまたチャンスはありますよ」

「ま、しばらく充電期間ということで」

実際には無理かなと内心で思いながら私は言った。

結局、そのあと彼が就職することはなかったが、短期間でも仕事に従事したという事実は社会の一員であることを確認できたという意味で彼の自信と支えになった。

それからは、また働きたいというのが彼の口癖になった。身障認定と障害年金が下りてなお働きたいという人は少なく、その生活に安住する人を多く見てきた私にとっては新鮮な驚きだった。

病院を辞めて開業する

それからしばらくして私は病院を辞めることになった。。

「実は病院を辞めて開業します」

辞める１カ月前の診察で私は彼に告げたが、彼は周知のことであった様子で驚いたふうもなく、深呼吸をして、私の目を見据えて、「これからも診ていただけるのでしょうか」と言った。

「そのつもりですが」と私は答えた。

開業後は通院が困難なため往診を開始した。

その頃、彼は経済的に苦しく予防接種を含む自己負担分は支払いを猶予し、妻が仕事に就いてから分割で少しずつ返済してもらうことにした。

その返済が完了したのは彼が亡くなる2カ月前だった。

ある日の往診で彼が言った。

「そろそろお世話になったお金の返済も終わりですね」

「えっ、そうですか？　事務に確認してみますね」

電話で確認してみると確かにあと1回で終了だった。『最後の一葉《いちよう》』ではないけれど、私はなんだか嫌な気がして1回分を残そうかと思ったが、その理由付けを考えているうちに彼は、「これで終わりですね」と言って封筒を手渡した。

「長い間、ありがとうございました」

彼はほっとしたような表情を見せ、妻と一緒に私に頭を下げた。

胸騒ぎ

彼が亡くなる1週間前、診療中に電話があった。

「血痰が止まらないんです。だらだら出ています。どうしたらいいでしょうか?」

その少し前から痰に血液が混じるという訴えがあったが、これまでにも同じようなことはあったので内服止血剤で様子を観るように伝えていた。

「熱はどうですか?」

「熱はありませんが、ちょっと苦しいです」

彼の口からこれまで苦しいという言葉は滅多に漏れ出たことはなく、診療中に電話をかけてくるのも初めてだったので、私の気持ちはすぐに決まった。

「診察が終わったら診に行きます」

午前診と夜診との間を利用して私は彼が住む公団住宅に向かった。駐車場に車を止めドアを開けると熱気が流れ込んできた。

この年の夏は猛暑で夕方でも気温は35度以上の日が続いていた。

6階の廊下からは遠くの山並みと空を見渡すことができる。涼やかな風と夕焼け、そして宵《よい》の明星が揃った時にはしばしば足を止め景色に見入ることもあった。

家の鍵はいつもかかっておらず、ドアホンを鳴らすと同時にドアを開けて入る。

彼はいつものようにベッドに横たわり、人工呼吸のマスクを鼻に押し当てていた。調子の良い時はマスクをバンドで止めているが、苦しい時はさらに手で押さえているのが常だった。

「こんにちは、どうですか？」

私はいつものようにフローリングの床に直接胡坐《あぐら》をかいて彼に話しかけた。

「どうもすみません。電話のあと血は止まりましたので、さっきクリニックに電話したのですが、もう出られたあとで」

彼は恐縮したように言った。血色は良く、血圧も酸素飽和度も変化なく、聴診でもいつもと変わったところはなかった。

「落ち着いたようですね、今の痰はどうです？」

「痰そのものは黄色で赤い血が少し混じって、時々黒い塊《かたまり》も入っています」

「黒いのは古い血ですね。出血の勢いが弱ってくると塊を作って止まっていきますので、その経過中でしょうね。もう一息かな。でも血が出たのは久しぶりだし、念のため血液検査をしておきますね」

「大丈夫でしょうか？　もう出ませんかね。大量に出ることはありませんか？　やっぱり血を見ると怖くて」

彼はいつになく不安そうだった。傍らには同じく不安の色を漂わせた妻が座っていた。

「そうですねえ、血痰はまた出るかと思いますが、大量に出ることはまあないでしょう。万が一血痰量が増えてきたら、その時は気管支鏡検査を行なって出血している場所を決め、そのあと血管造影をして出血している血管を探して詰めるようにしましょう。気管支鏡で気管支に詰め物をしてもいいかもしれません。処置の時は入院してもらわないといけませんが、病院は紹介します」

私は喀血への対処方法を説明した。

もっとひどい喀血の修羅場を何度かくぐってきた私の言葉には経験に基づく説得力があるはずだったが、彼らの顔には不安の色が浮かんだままだった。その雰囲気を察して「今は止血していますが、念のために前のように1週間点滴しましょうか」と私が言うと、彼らはほっとしたように頷き、不安の色は消えていった。

点滴という言葉は時に魔法のように患者に響くので、その効果はともかくとして精神的な安定を得る意味で行なうこともある。

「明日からできるように訪問看護に手配しておきますね。とにかく血が止まってよかった、もう出血しなかったらいいのにね」

「そう願いたいものです」

「では、お大事に」

「ありがとうございました」

立ち上がって玄関に向かう私の後ろから、いつものように彼が声をかけた。

これが、私が聞いた彼の最後の声になった。

廊下に出てエレベーターのボタンを押して待つ間、なぜか唐突に「あと何回このボタンを押すのだろうか」という思いがよぎった。何か漠然とした黒いものが私に付きまとい、エレベーターを降りて車のドアを開けるまで胸騒ぎが続いた。それまでも同じようなことはあり、今回が特に重症というわけではなかったのに、何かいつもとは違うものを感じていたのだろうか。

最後の会話

血液検査では予想に反して炎症反応が強く出ていた。訪問看護に止血剤に加えて抗生物質の点滴を指示して1週間が過ぎ、そのあとの報告では状態に変化はなく徐々に回復に向かっているようだった。

彼からの電話もなく、私の心配も次第に薄らいでいった。

「これで点滴も終わりですね。血痰も止まっているし、食欲も出てきてよかったですね。血液は帰りにクリニックに届けておきますので、明日往診の時に結果を聞いてください」

訪問看護師は点滴を抜きながら彼に声をかけた。熱もなく、酸素飽和度も従来通りだったので予定通りこれで点滴は終了だった。

「ありがとうございました。またよろしくお願いします」と言ったあと、「でも、そういうことがない方がいいけれど」と彼は続けた。

「そうですよね」

「では、お大事に」

訪問看護師は一仕事終えた満足感を感じて彼の家をあとにした。訪問看護師を見送ったあと、彼は訪問歯科医に電話して翌週の予約をとった。これはのちに歯科医に確認してわかっている。

そのあと、妻からの定時の安否確認の電話にも彼は普通に答えた。

「変わりない？」

「大丈夫だよ、心配なし。さっき看護師さんが帰ったよ」

いつもと変わりのないこの会話が最後になるとは二人とも知る由もなかった。

もう逝かせてあげては？

網戸になった窓からは夏休みの子供たちの声が聞こえ、時折、風鈴が鳴る。暑いけれど平和な時間が流れ、部屋には酸素の流れる音と人工呼吸器の作動音だけが響いていた。

彼は安堵の表情を浮かべ、テレビのスイッチを入れた。

その直後、突然咳が出始めた。いつもの咳とは何かが違う。熱い塊《かたまり》が胸を駆け上がってくる。鉄の匂いがする空気が口の中に押し出されてきた。

「血？」

そう思った瞬間、彼の口からは咳と共に真っ赤な大量の血液が噴き出した。血液は少し離れた壁にまで飛び散った。そのあとひっきりなしに咳が出、口から血液が溢れ、みるみるうちにベッドの周囲は赤く染まり、血だまりが広がっていった。ただごとではない。動転した彼はいつもベッドサイドに置いている受話器を探るが血で滑ってうまく持てない。こころなしか目もかすみ、力も入らなくなってきた時、ようやく受話器を握り、やっとの思いで１１９を押した。

彼はそこで意識を失った。

受話器からは「もしもし、救急です。もしもし、もしもし、どうされましたか？」という声が響いていた。

異変を察し、数分後に到着した救急隊が目にしたのは血に染まった部屋と、受話器を握り締めうつぶせになった彼の姿だった。彼の顔の周りには真っ赤な血のたまりが広がり、左口角につながっていた。

夏も終わりに近付き、蝉の声もだんだん少なくなってきた日に彼は喀血し、ようやく１１９に電話したものの声も出せずに紅《あか》い血を部屋中に散らし、受話器を持ったまま事切れた。

妻は職場から病院に駆けつけ、挿管され心臓マッサージを受けている夫を見て気が動転したが、ややあって私の名前を口にしたらしい。

搬送先の病院から私に第一報が入り、そのあとすぐに彼女から電話がかかってきた。これまで何度となく共にくぐってきた危機を彼女は思い出したのだろう。一縷《いちる》の望みを持って彼女は私に電話してきたに違いない。

「長男が来るまではともかく、もうこれ以上は可哀想じゃないですか、と言われるんです。どうしたらいいでしょうか。まだ何とかなるんじゃないかなと思ったり、でも救急隊が駆けつけてくださった時にはもう心臓が止まっていたって。どうしたらいいのかわからなくて」

彼女は途切れ途切れに私に懸命に訴えた。

私は状況を詳しく尋ねた。

「様子はわかりました。残念ですが、もう無理だと思います。確かにこれ以上は可哀想でしょう。これまでよく頑張ってこられたけど、もう逝《ゆ》かせてあげては？　ご主人もきっとそう望まれると思いますよ」

一瞬の沈黙のあと彼女が言った。

「わかりました、やっぱりそうですよね。でも先生に確認してからと思って」

そう言って彼女は電話を切った。

よく頑張ったよ、ね

診察のペースを上げ、終了するや否や私は彼が搬送された病院に向かった。外は37度を越える猛暑で陽射しはくらくらするほどに強烈だった。

病院に着くと知り合いの内科医が待っていた。午前の診療は終わっていたので待合室に人影はまばらだった。

「お久しぶりです。ここに来られた時にはもう心肺停止の状態でした。吐血でしょうかねえ。挿管チューブからはほとんど血は出てきませんでした」

「いや、喀血しか考えられないけれどなあ。とにかくありがとう」

「ちょっと顔を見たいけれど」

「もう霊安室に移られたと思いますが、こちらです」

私は内科医の案内で霊安室に入った。彼は救急室のストレッチャーに乗ったままで身体全体には白いシーツがかけられていた。少しはみ出した手には血液が付着し、爪の色は紫色だった。

私は一礼したあとシーツをめくった。土気色で少しむくみ、口元に血液が付いたままの彼の顔が現れた。目を閉じた表情は穏やかで苦しんだようには見えなかった。そっと握った手は冷たく、私は彼が死んだことを実感した。

「さようなら」

「またいつかね」

私は心の中で彼に話しかけた。

家族はその病院の待合室に集まっていた。

「苦しんだでしょうね。私が家にいたらすぐに救急車が呼べたのに。あの器械をつけてあげたら何とかなったかもしれないのに」

「今日の朝は何も変わりなかったし、いつもの通りで、電話でも大丈夫と言っていたのに」

顔を合わせた私に、彼の妻が堰を切ったように訴えた。彼女からほとばしる言葉が一段落したことを確認してから私は口を開いた。

「いや、あっという間のことで、すぐに気を失って、苦しいと思うのは一瞬だったと思います」そして「それに誰がそばにいても、たとえ病院の中でも結果は同じだったと思いますよ」と付け加えた。

これは事実だった。たとえ万全の準備をしていても彼のような大喀血を起こすと、救命することは難しい。

「ご主人はここまで本当によく頑張ってこられました。そう思って見送ってあげてください」

「そうですね、親父はここまで本当によく頑張ってきましたよ。今思えばこの間の日曜日に顔を見た時にだいぶしんどそうでした」

「よく頑張ったよ、ね」

長男が母親の肩を抱き寄せながら言った。これまであまり長男と話すことはなかったが、彼はしっかりと母親を支えていた。何とか彼が救急に電話したことで病院に搬送という結果になったが、もし電話ができていなかったら妻が帰宅した時に血の海に倒れた夫を見つけることになり、その場合彼女の衝撃と後悔は計り知れないものになっただろう。

何とか電話をかけたのはもちろん自分のためであるが、結果として周囲の人間への最後の思いやりとなった。

妻と長男に二人の幼児がまとわりついてきた。彼は闘病中におじいちゃんとなり、二人目の孫の誕生を祝い、何度か風邪ももらったが、その子が歩いてしゃべるところまで見届けることができた。きっとおぼろげながらも孫に祖父の印象を残すことができたに違いない。それだけでも頑張ってきた甲斐があったのではないだろうか。

最後だとわかっていたなら

彼も彼を手術した恩師もこの世を去った。自分をそこに重ねてみる。私が手術した患者さんのうち幾人かは今もクリニックに通ってきてくれているが、櫛の歯が欠けていくように年々減っている。

多くの人は私よりも年上であるが、手術当時20歳代だった患者さんが3人おり、彼らは私のあとに残って手術創をのちに伝えてくれるかもしれない。

彼はクリニック開院5年目に去っていった。5年という月日は一つの区切りであり、仕事がようやく安定軌道に乗る頃であるが、それと共にいろいろと問題も出てくる時でもある。昨今の医療事情は厳しく、往診の際に彼が心配そうに言ったことを思い出す。

「医療業界も大変ですね。先生のところは大丈夫ですか？」

「まあ、何とかなるんじゃない」

「まあ、しっかりね」

彼の目には慈愛の色が漂っていたように思う。

彼が死んで3日目の夜、いつものように夜診のあとクリニックに残りカルテ整理をしていると、背後に何か気配を感じた。そしてふっと線香の匂いが横切ったような気がし、少し離れたレントゲン室でコトンという音がした。辺りを見回したが何も変わりはなかった。「ああ、彼がお別れにきてくれた」と私は自然に思った。

彼が逝く前日、何となく立ち寄った書店で私は『最後だとわかっていたなら』という本が目に留まり買っていた。これはノーマ・コーネット・マレックという女性が、若くして水難事故で亡くなった息子によせて書いたもので、この詩が9・11同時多発テロの追悼集会で朗読されたことで大きな反響を呼び、またたく間に世界中に拡散された。

あの日の朝、妻が出かける時に過ごした時間が最後とわかっていたなら、前の日曜日に息子と孫が来て食事を共にしたのが最後とわかっていたなら、ああすればよかった、このように声をかけたらよかったなどと家族は今も思い続けているかもしれない。

しかし、私はあの時が最後の往診とわかっていたとしても、いつもと同じように診療し、同じように声をかけ別れただろうと思う。

最後だからといって、何かいつもと違うことをするだろうか。いやしないだろうと思う。いつか看取るであろうと思っている診療のゆえに、その流れの先に、あるいは突然にその瞬間はやってくるはずだったから。

しかし、そのように思っていたはずなのに、やはり突然の死は彼への往診が私の日常の一部であったために心にポッカリと大きな穴を残し、時に気持ちがそこに落ち込んだり揺れたりしてしまうのも事実である。

往診患者の家にはなぜかランドマークになる木がある。

彼の場合は公団住宅の隣の古い家にある柿の木だった。秋になると、今は珍しくなった土蔵の白い壁に緑の葉、そして柿の実が色鮮やかに映え、やがて緑と柿色の比が4対1ぐらいになってくると枝は実の重みでしなっていく。

秋が深まると葉は散り、実は色濃くしぼんでいく。

時を刻む砂時計のように、一つまた一つと落ちたり鳥についばまれたりして実の数は減り、残り柿がとうとう姿を消す頃、本格的な冬が訪れる。

たくさんの人が傍らを通り過ぎ、時がうつろっても、柿の木は実を結び、落ち、この営みは淡々と繰り返されていく。

いつか、この柿の木の命が終わるその日まで。

12　子供のために

出口の見えない処置

彼とは5年来の付き合いだった。

付き合いといっても友人ではなく、患者と医者という関係である。

彼は肺結核で入院し、当時の結核病棟の常として結核菌が消えたあとも長く入院していた。寡黙《かもく》な彼は個性豊かな患者が集まる結核病棟に埋もれていた。

ある日、彼の胸部レントゲン写真を見ていると、以前には見られなかった陰影に気がつき、フィルムを並べていくと入院時のレントゲンにもわずかに陰影が認められた。陰影は次第に増大し、辺縁《へんえん》は不整かつ不明で結核よりも常々見慣れた肺癌を疑わせる所見だった。

そして痰の細胞診で癌細胞を認め、診断は確定した。肺線維症《はいせんい》の合併はあったが全身状態は良好で遠隔転移も認められなかったので手術を行い、リンパ節転移もなく治癒切除ができて術後経過も順調だった。

しかし術後1カ月目、年も押し詰まった頃、突然彼は発熱した。痰は黄色く血液が混じっていた。レントゲン写真を撮ると、外科医にとって最も嫌な合併症である気管支瘻《きかんしろう》（切断し縫合閉鎖した気管支断端に穴が開き胸腔とつながること）を疑う所見が見られた。気管支鏡で観察すると、気管支断端に小さな孔が認められ、そこから肺を切除したあとの空間（遺残腔《いざんくう》）に感染が始まったと考えられた。まず遺残腔をきれいにしなくてはならず、お定まりのコースでドレーン（体腔内に溜まった血液や膿などを体外に排出するために用いる管）を挿入し毎日の洗浄が始まった。

外科医になってから幾度この道をたどったであろうか。毎日毎日ドレーンから生理食塩水を流し込み、排液がきれいになるまで洗浄するという単純作業を続ける。洗う医者も大変であるが受ける患者さんはもっと大変で、毎日痛みをこらえ、出口の見えない処置を受ける精神的重圧に耐え続ける。

この時点で主治医と患者関係が悪くなるペアもいるし、患者さんが精神的にもたなくなってしまう場合もある。この処置で治る人もいるが、大部分の人は膿胸腔が清浄化されたあと追加手術を受けることになる。

彼は肋骨切除で空間を潰し、筋肉で腔を充填《じゅうてん》した。

前回手術により肺機能は低下し肺線維症も進行していて、血中酸素飽和度は低下傾向にあったが、何とか手術は成功した。

手術から3日間は気管支内に痰が溜まり、連日気管支鏡で痰を吸引した。彼は協力的で、処置に要する時間は日を追って短くなってきた。処置を受ける側も慣れてくると気管支鏡に抵抗せず自ら誘導するようになって処置は円滑に進む。

家探しと生活保護受給手続き

この頃から彼とは何となく戦友のような間柄になった気がして、回診に行っても雰囲気が何か変わった。少し垣根が低くなったような、よそよそしくなくなったような、回診を待ってくれていたような感じである。

言い古された言葉ではあるが、うまくいった患者さんのことはあまり覚えていないが、合併症が起こったりして大変だった患者さんのことは鮮明に覚えている。そしてそのような患者さんは外来通院になっても真面目に通ってくれる。

全身状態及び呼吸状態は安定し、やがて彼にも退院の日が訪れた。しかし、彼には帰る家がなかった。ケースワーカーが奔走し市役所の保護課と交渉して、彼が定住できる家を段取りし、生活保護も受けることができるようになった。

退院時から在宅酸素療法を開始し、しばらく彼は携帯酸素ボンベを引っ張ってきちんと外来通院していたが、呼吸状態が悪化してきたため往診することになった。

往診の初日、地図を頼りに車を走らせているとどんどん狭い路地に入り込み、街灯も少なくなり、住所表示も見えにくくなってきた。

まだカーナビはなかった時代である。ようやくそれらしい家にたどり着いたが部屋番号の表示がなく、思い切って扉を叩いてみると彼が出てきた。

彼の新居は狭い路地に面した一時代前に文化住宅と呼ばれた2階建ての集合住宅であった。彼はきちんとした性格で、部屋は整然としており、部屋の片隅には在宅酸素の器械がでんと据え付けられ低い音を立てていた。その横には米の袋が立てかけてあり、1週間分と思われる食料が置いてあった。

入院は嫌や

2週間に一度の土曜日の夜の往診が始まった。特に大きな変化はなく時は過ぎたが、最初の冬に呼吸状態の悪化が見られ、酸素の増量を指示して入院も勧めたが彼は頑として拒んだ。
「食い物もあるし、ゆっくり買いに行けばいいし、できるだけじっとしているから、もう入院は嫌だ」と彼は強く言い、結局、傷ついた動物がじっとうずくまっているように安静にし、春の訪れと共に呼吸状態は改善に向かった。
「俺にはわかるんや、自分の体の調子はな」と彼はニヤリとしながら言った。

それからしばらくは比較的安定した時間が流れ、往診に行っても診察は5分程度で、あとは雑談ということも多かった。

彼が九州出身であること、親族とは絶縁状態になっていること、ずっと飯場《はんば》で働いていたことなどをポツリポツリと話した。また近くの店で順番を守らない若者をどやしつけたこと、2階で騒ぐ住人に文句を言ったことなども得意げに話した。

「俺は曲がったことが嫌いな人間や」が彼の口癖だった。

しかし、なぜ故郷と疎遠になったのかは尋ねてもはぐらかし、とうとう明かさなかった。

彼の死後に探し出した親族にケースワーカーが電話したところ「縁を切っているので電話しないで欲しい」という怒気《どき》を含んだ答えが返ってきたと聞いた。

彼は耳が遠く、呼吸状態が不安定な時に心配して電話を入れてもつながらないことがあった。あまりつながらないので家を訪れてみると、電気はついていたが戸には鍵がかかっており、叩いても呼びかけても応答はなかった。

電話すると音は鳴っている。胸騒ぎがしたので塀を乗り越えて彼の家の窓をこじ開けて様子を見ると、風呂上りの彼がそこにいた。

聞こえなかったのである。試しに携帯電話の着信音を聞かせると、これは聞こえると言う。お互いのために携帯電話を買うことを強引に勧め、渋る彼を連れてすぐに携帯電話店に向かった。閉店間際の店に滑り込み携帯電話を申し込んだが、支払い確認のため電気もしくは水道料金の払い込み伝票の提示を求められた。

もう取りに戻っている時間はない。私は店員に携帯酸素ボンベを見せ、私が医師であることを告げ、生命に関係するので必要であることを強調し携帯電話を入手した。

今思えば無茶をした。

宝くじが当たった

往診に変わって2回の冬は無事乗り切ったが、彼の呼吸状態は徐々に悪化しており3回目の冬は厳しいことが予想された。彼は少し動いても喘ぐようになっていた。

そんなある日、いつものように往診に行くと何か部屋の様子が違う。

「どうしたの？　そのテレビとソファー、それに箪笥もベッドも？」

彼の殺風景な部屋には大型テレビと革張りのソファーが置かれ、隣室にはベッドと箪笥《たんす》が並べてあった。

「へへ、ちょっと当たりましてな」

彼はそれまでに見せたことがない笑顔で答えた。宝くじが当たったらしい。

「人生、ちょっとはいいこともないとな」と彼は付け加えた。

「正月早々、縁起がいいね」と私。

洋服箪笥には彼の数少ない洋服がかかっており、革のソファーに座ってテレビを見ている姿は部屋の雰囲気にそぐわなかったが、彼は満足そうだった。

こりゃ、入院せな

しかし2週間後、いつものように往診時間の連絡で電話を入れたスタッフがあわてて私のところへ報告に来た。

「ものすごく怒って、しんどいと怒鳴《どな》って切られました。はあはあした息遣いでした」

とうとう来るものが来たかという気がした私は、もう一度自分で電話し、応答するや否や「しんどいのか？」と尋ねた。

「しんどいちゅうもんと違う、今までと違うんや。しんどい言うてんのにぐちゃぐちゃ言いよってからに」

言葉は続かず、荒い息遣いが受話器を通して伝わってくる。

紹介状一式と往診かばんを持って、私はすぐに彼の家に向かった。

やはり呼吸不全の急性増悪であった。酸素飽和度は最大流量を流しても70％という低い値だった。彼は激しい息遣いの中でも、しっかりと目を見開いていた。

「こりゃ、入院せな」

「やっぱりあかんか」

彼はあまりの苦しさに今回は観念したようであった。

「このままやったらもう何時間ももたない。入院して点滴でステロイドという薬を使えば楽になると思うよ」

「わかった」

彼は苦しい息をしながら事態を飲み込んだ。直ちに紹介状をしたため、市民病院にベッドを確保し救急車を呼んだ。その合間に、私は彼の指示に従って服や下着、日常品を揃えバッグに詰めてやった。

救急車のサイレンが近づいてきた時、彼が封筒を差し出した。

「これを預かって欲しい。鍵も頼む。家具もテレビもやる」と途切れ途切れに言い、押し問答する間もなく封筒と鍵を押し付けた。

人生、いいこともある

翌日、病院を訪れると彼はマスクで最大流量の酸素吸入を受け、幾本もの点滴につながれて眠っていた。モニターの酸素飽和度は80％以下であり、彼の肺は壊滅的なダメージを被っていること、この低酸素では全身が維持できないことが瞬時にわかった。

何回か呼びかけると彼は目を開け、しばらくキョロキョロ辺りを見渡したあと言った

「あれ、まだ生きてたか。もう死んだと思った」

「ちょっと良くなっているね、少しは楽かな。ところであれどうするの？　親戚に渡したらだめなのかなあ」

気休めを言うなという目でギョロッと私を睨んだあと、彼は絞り出すように言った。

「親戚には渡さないでくれ、内緒や」

「そやけど、どうしたらいいの？」

彼は目をつぶり、しばらく沈黙し、息を整えたあと言った。

「あれなあ、子供のために使ってくれ」

「えっ、子供さんいるの？」

「おらへんけど、子供らのために使って欲しい。親類には渡したくない、頼んだで」

それきり彼は目をつぶり、苦しい息遣いに戻り、その夜にこの世を去った。


人の一生は悪いことばかりではなく、いいこともある。

彼の場合、それは人生土壇場の宝くじだったのかもしれない。物質的なものではあったが、そしてわずか1週間ではあったが、彼はふかふかのソファーに座り、大きな画面のテレビを見、ベッドで休み、おいしいものを食べることができた。

それはささやかな幸せであっただろう。そして手にしたものを社会に還元することを段取りし、安らかな気持ちで旅立って行った。

彼の人生の大部分を私は知らない。しかし彼が生まれた時、きっと母親や周りの人は祝福の言葉を口にしただろう。そして彼は人に与えてこの世を去った。なかなか格好いい最期であったと今は思う。残したものは子供たちのために使われ、そこには約束で彼の名前が記されている。

13　蝋燭は最後の一瞬に輝く

ただ死を待つのみ

74歳男性、高度肺気腫のために24時間の酸素吸入が必要で通院も困難となったため往診が始まった。

彼の気力は日に日に衰え、その低下スピードは呼吸機能のそれよりも速かった。

「毎日が辛くて苦しくて、いいことは何もない、生きていくのが嫌になった。早く楽にして欲しい。先生、誰にも言わないから楽に死なせてくれ」

往診のたびにお定まりのフレーズが彼の口から放たれた。

もちろん、「はいそうですか、では」というわけにはいかず、このような言葉は「この苦しさを何とかして欲しい」と同義語なので適当にお茶を濁す。

大体「誰にも言わないから」って、いつ言うつもりなのだろうか、という疑問がよぎる。

彼は10年前に妻を亡くし広い一軒家で一人暮らし、時々娘さんが訪れ、身の回りはヘルパーさんが面倒を見ていた。

部屋はきちんと片付けられているが生活感はなく殺風景で、空気は澱み壁にかかった時計も遠慮がちに針を進めているようだった。

在宅酸素療法の目的はできるだけ活動的な生活を送ってもらうことにあるが、彼が外出することはほとんどなく、家の中で酸素を吸って背中を丸め、じっと座ってテレビを見、時間が来たら届けられた食事を摂るという同じ生活を繰り返し、いつか訪れる「その日」をただ待っているかのようだった。

青い春の香り

そんな彼がある日変わった。

「最近調子がいいですね、声もお元気そうで」

「そうですか、わかりますか」

血色はいいし、これまで構わなかった身なりもきちんとしている。たるみ切っていた表情にも張りが見られた。

「何か若返られたようですね」

これまで見たことがない笑顔がそこにあった。

聴診所見も酸素飽和度もこれまでと比べて変化はなかったが、数字では評価できない「生気」が蘇ったような感じだった。

それから1週間後、診察も終わって聴診器や血圧計を片付けていると彼が話しかけてきた。

「あのう、先生、私はバイアグラを服用できますか」

「えっ、何」

私は聞き違いかと思った。

「いやあね、お恥ずかしい限りですが、処方していただけませんか」

彼の頬は紅潮していた。

このような場合、根掘り葉掘り尋ねることは努めて避けているが、思わず私は尋ねた。

「いったい、どうされたのですか」

この問いかけには「いやあ、ちょっとね」というはぐらかす返事を予想していたが、彼は待ってましたとばかりに答えた。

「いやね、この間、久しぶりに散歩に行ったら出会ったんですよ、昔の恋人に、戦争前にね結婚しようと言い交していた人なんです。それでね、何回か会っているうちにいい仲になってしまって」

そのあとは聞くだけ野暮と思い、行間を読んで私は答えた。

「まあ問題はないと思いますよ、でも注意書きをよく読んで、相手の人にも服用していることを伝えてくださいね。もし何かあった時に相手さんも困りますからね。それとこの薬は自費です。今服用されている薬との飲み合わせは大丈夫ですが、バイアグラそのものに血圧を下げる作用がありますのでフラッキなどに気を付けてくださいね」

「もちろん、先生にはご迷惑はかけません」

彼の顔は少々のリスクなど蹴散らす輝きを放っていた。

おそらく注意書きなど一瞥もしないだろうが、一応渡して説明しないといけない。

「まさか、娘さんに取りに来ていただくわけにもいかないし、明日、近くの往診がありますので届けますよ、とりあえず3錠ね」

「1個おいくらですか」

「1500円ですよ」

翌日、私は彼に「ブツ」を届けた。

そのあとのことをこちらから聞くことはなかったし、彼も口にすることはなかったが、定期的に処方希望があったので首尾よく運んでいたのだろう。

酸素吸入はどうしているのだろうという疑問がふとよぎったが、映像が想い浮かぶ前に「ま、いいか」と消し去った。

「いかがですか」

このフレーズにはいろいろな意味があるのだが、彼は「いやあ、問題ありません、また3個お願いします」とだけ答えた。

これだけの会話で何回処方しただろうか。

彼の「青春」は半年続き、彼が肺炎で亡くなって幕を閉じた。

彼が亡くなったあとにクリニックを訪れた娘さんに最後の様子を尋ねながら、それとなく探りを入れたが、彼女は何も知らない様子だった。

事実は小説より奇なり、彼の気力の充実には目を見張るものがあったので、間違いなく事実だったと思う。

彼の命の蝋燭は最後の一瞬に輝いた。

14　家に帰る

事故ですか？　それとも自分で？

救急処置室の喧騒《けんそう》の中で目を閉じると、都会のスクランブル交差点に立っているような錯覚に陥る。

「これは現実なのだろうか」という思いがよぎる。

目を開けるとベッドに横たわるヤスさんと慌ただしく行き交う医師や看護師が映るが、ぼやけたモノクロ映画を見ているように感じる。

「主治医は先生ですか？」と若い医師が声をかけてきた。

その瞬間、景色も声も鮮明になった。

「ええ」

私は声の主を見ずに頷く。

「患者さんの最近の様子はどうでした？　変わったところはなかったですか？」

どうやら問診をとられているらしいと気付き、振り向くと見覚えがある医師だった。確か卒後1年目、ついこの間まで臨床実習で見かけた顔だが、今は医師と患者の関係者という構図になっている。

「この間から鬱っぽくて、デパス（抗不安薬）で少し落ち着いたように見えたのですが」

「そうですか、回復期が危ないですよね」

悪気はないのだろうが、若い彼は私への非難ともとれる言葉を口にした。そんなことはわかっていると言いたいところをぐっとこらえて一番気になっていることを尋ねた。

「事故ですか？　それとも自分で？」

彼はカルテに記載しながら、こちらも見ず表情も変えずにさらりと「自分で飛び込んだようです」と答えた。

違うことを祈っていた事実が突き付けられた。

「なぜ？」という問いに対する答えを探すため今日の出来事を思い浮かべ点検していく。

今朝の回診では特に変わった様子はなかったが、昼頃に外泊希望の申し出があったことを思い出した。確か顔を見ずに電話だけで許可を出してしまった。そのことに気付いた瞬間、さっと血の気が引いた。

「大丈夫ですか？」

さっきの若い医師が覗き込むように声をかけてきた。

「もちろそうですか？」

私は動揺を気取られぬよう短く尋ねた。

「難しいですね、多発内臓損傷の他、脳挫傷が強いので、何とかもっても意識は戻らないと思います」

彼はヤスさんに目をやりながら、治療者ではあるが当事者ではない冷静さをもって答えた。何の疑問も迷いもなく処置に邁進している救急スタッフの傍らで、私は自分の責任度合を考え、一方でそんな状態ならもう苦しませずに逝かせてあげてはと思っていた。もちろんそんなことは口に出せない。

「輸血全開、O型でいいからどんどん持ってこい」

「血圧低下、心拍不整です」

声のトーンが上がり、人の動きが慌ただしくなる。

「ボスミン心注、急げ」

「開胸セットを開けろ」

器具の触れ合う金属音が響きわたり、床には血の付いたガーゼが乱暴に投げ捨てられ、怒号が飛び交って処置室のボルテージは最高潮となる。

15分後、「だめだな」という聞き覚えのある講師の声がして人の動きが止まり、喧騒は嘘のように消え、ほどなくヤスさんの死亡が宣告された。

救急スタッフは潮が引くように去り、ヤスさんと私、そしていつの間にか来ていた受け持ちナースだけが残った。彼女の目には涙が溢れていた。

ヤスさんの傍に行き、土気色の頬に触れてみる、冷たい。

「なぜ？」

私は心の中で呟いた。

なぜ、死を選んだのですか

晴れた寒い日、彼女は自殺した。

その場所に立つたび、私は考える。病院を出る時、彼女は家に帰るつもりだったのだろうか。それとも死のうと決めていたのだろうか。

駅で彼女は何を考えていたのだろうか。

外泊を許可しなかったら彼女の命を守ることはできたのだろうか。

あらためて考えると、私は彼女の病気以外のことをよく知らなかったことに気付き愕然《がくぜん》とする。特に気持ちを深く理解しようとはしていなかった。

でも、どうすれば良かったのだろうか。医療の最前線に立ち続けていると新たな自殺者が現れ、そのたびに答えのない「問い」が積み重なっていく。

なぜ、死を選んだのですか？

どうしたら止めることができたのですか？

電車の窓からは雪が積もった山が見える。どんよりと曇った灰色の冬空はまさに私の心象風景だった。

2日前、ヤスさんが電車に飛び込んだ。ホームに彼女は約1時間いた。ためらっていたのだろうか。それとも帰るつもりで駅まで来たものの気力が失せ、発作的に飛び込んだのだろうか。

病院を出てからすでに2時間、家に帰る道程がこんなに大変なものだったとは想像していなかった。たどってみて初めてわかった。

駅前から乗ったタクシーは町を抜け、曲がりくねった山道を上っていく。左右から迫る斜面には雪が斑《まだら》に積もり、漂う空気は冷たく澄んでいる。

やがて現れたトンネルの入り口に記された名前には覚えがあった。トンネルは薄暗く、すれちがう車もない。

トンネルを抜けてしばらく行くと整然とした街並みが現れ、その一角でタクシーは止まった。通夜が行われている家の表札は息子さんの名前だった。家は新しく、ヤスさんのイメージには合わない気がした。彼女が帰りたかった家はここなのだろうか。ヤスさんから断片的に聞いた話からは山裾《やますそ》の茅葺《かやぶき》の家を想像していた。

彼女は家の近くの病院から遠く離れた大学病院に転院してきた。あらためて考えると、病院の玄関から玄関へ車で移動してきた彼女が電車で帰る術《すべ》を知っていたとは思えない。ただ家に帰りたいだけ、駅に行けば何とかなる、と考えていたのかもしれない。

「子供じゃないから一人で大丈夫。道は聞けばいいし、駅に着いたら家に電話するし、病院にも連絡する。だから心配しないで」ときちんとした服装で小さな鞄《かばん》を手にして彼女は言ったらしい。

「え？　ヤスさんが外泊希望？　一人で大丈夫って？　OK、あとで外泊証を書くよ」

医局で学生講義の準備をしていた私は深く考えずに病棟からの電話に答えた。

通常は本人と直接話してから許可するが、あの時は魔が差したのだろうか。彼女の住所も初めての外泊ということも失念し、他の患者と同じようにたまには家に帰りたいのだろうとしか思わなかった。

ふとした魔は人を闇へと誘う

彼女は家とは逆方向のホームにいた。

なぜなのだろうか。よく考えずに手前のホームに上がってしまったのだろうか。

ホームの両側に線路があるのではなく、8本のレールを挟んで向かい合わせに自分が行くべきホームがあることに気付いた瞬間、気持ちが萎《な》えてしまったのだろうか。

答えを求めて、晴れた寒い日を選んでホームに上がってみた。

吹きさらしのベンチは冷たく、空は青く白い雲が流れていた。冷気が身体と心を凍らせ、空の青さと雲の白さが織り成す景色を見ていると、生と死の垣根は意外と低いように思えた。

ふとした「魔」は人を闇へと誘う。

「（治療が）うまくいっても時間はいくらもないのに」と彼女はよく口にした。

1週間前、「このまま眠って死ねたらいい。もう疲れた」と彼女は呟《つぶや》いた。

それまで同じような言葉は何度か聞いていたが、この時は何か引っかかるものを感じたのでベッドの横にかがみ込み、彼女と目を合わせて言った。

「少し疲れているように見えるけど、大丈夫ですか？」

「別に、変わりはありません」

彼女は目をそらしながら小さな声で答えた。

「最近、眠れていないようですね」

深夜に彼女が眠れずにぼーっとしていることが多いという看護記録を思い出し言葉をつなぐ。

「神経科を受診して、睡眠薬や少し元気になる薬を処方してもらいましょうか」

「私はそんな病気ではありません。いやです、大丈夫。心配いりません」

彼女は拒否したが語気は弱かった。

「まあ、ちょっと相談に行くだけだから」

彼女は最後まで乗り気ではなかったが根負けし、その日の午後に精神神経科を受診することになった。

今思えば、私が彼女の話をゆっくりと深く聞くべきだった。彼女はやっとの思いで私にSOSを発したのに、私は「専門医受診」という陰に隠れて逃げてしまった。

「少し待ち時間がありますが、寒くないですか？」

午前の患者が去った待合室は冷え冷えとしていた。

「どうですか、こちらには慣れましたか？」

「いえ、どうもなじめなくて」

彼女はか細い声で答えた。

「私は趣味がなくて、みんながやっている手芸もできないし、本も読まないし、テレビも観ていて疲れるだけ。話下手で昔から寝て食べて家事をする繰り返しだけでした」

彼女は抑揚《よくよう》なくぽつぽつと話す。

「私は気が小さくて頭が悪いから、何もできなくて」と彼女は繰り返した。夫や地域の人からいろいろと誘われたが、「私にはできない」と断り続けてきたと言う。

30分後に診察が始まった。彼女は診察医の質問に何もしたくない。だるい、眠たい、別に、大丈夫等の断片的な答えを返し、彼女からの訴えはなく、診察は15分に満たず終わった。

「少し疲れておられるようですね。しっかりと眠れば楽になると思います。薬を出しておきますので、また2週間後にお越しください」

デパス（抗不安薬）が処方され、2週間後の再診予約票が渡された。

「よく眠れましたか？」

翌日の回診で尋ねると、彼女は「はい、久しぶりに」と大きな明るい声で答え、私はほっとしたが何かひっかかるものを感じた。あの時、もっと話せばよかったと今も悔やむ。

後悔は尽きない

あの日の彼女についていろいろと考えてみる。帰るつもりなら、まず夫に電話したのではないだろうか。しかし、夫は「妻から連絡はなかった」と言った。

彼女は家族に迷惑はかけたくないと口癖のように言い、年末も正月も外泊しなかった。「お正月くらい、外泊されてはどうですか」と水を向けてみたが、彼女は「面倒くさいし、息子は忙しいので迷惑をかけたくない」と断った。

「迷惑をかけたくない」と自殺は一見矛盾するが、「迷惑をかけたくない」という言葉に自分の存在を否定する意味もあると考えれば同義なのかもしれない。

病院で交わされる言葉やそのアクセントに彼女は慣れることができず、自分の言葉が通じにくくて寂しいと受け持ちの看護師に言っていた。

入院した頃、彼女は家族に「帰りたい、もうどうなってもいいから帰りたい」としきりに訴え、息子が連れて帰ると決心したが、彼女が病院と「もめる」ことを嫌がって立ち消えになったこともあった。

帰りたい、でも外泊は面倒くさい。治りたい、でも疲れた。もうどうでもいい。周りに迷惑はかけたくない。彼女の中でいろいろな気持ちが錯綜《さくそう》し揺れ動き、陰性の波が大きくうねった時に彼女は死を選んだのだろうか。

精神科受診後に私は「お疲れのようだし、体力的なこともあるので一度治療は休んで、家の近くの病院に移ってみますか」と彼女に言った。

「せっかく、ここまで来たのに家族の手前、帰ることはできない」と彼女は即座に拒否し、私もそれ以上の説得はしなかったが、もしかしたら「転院を勧められたこと」を見放されたと感じてしまったのかもしれない。

抑うつ状態で最も危険な時期は回復期であるという常識を失念していた。外泊希望時にちょっと病棟に行き直接彼女と話せば良かった。講義終了後に面談してから許可証を書くようにすべきであったなど後悔は尽きない。

答えのない問い

冷たくなった妻を迎えに来た夫に「こんなつもりで先生に妻を預けたのではない」と言われて返す言葉はなかった。

主治医に法律上の責任はないが倫理上は別であり、誰も表立って責めないことでかえって主治医はいたたまれなくなってくる。

「先生、そんなに気にされなくても」と警察官が声をかけてくれた。

その日までの出来事、交わした言葉を毎日繰り返し思い出し点検する作業が続く。

しばらくは明けても暮れても考え、今さらながら彼女の心の動きを推し量る。

人生の夕暮れを見つめ、逆算していた彼女。寂しさ、孤独を家族にも主治医にも看護師にも気を遣って、あるいは表現の術を知らずに、ありのままにぶつけることができなかった彼女。日が経つにつれ負の感情が溜まり、生きる意欲を浸食していったのだろうか。

しかし、いくら後付けや分析を加えても、それは自分の気持ちを整理しようとすることでしかないことに気付き、またいたたまれなくなる。


通夜の時刻が迫り、人々が集まってくる。

この中で何人が故人を知っていたのだろうか。何人が心からの別れを告げにきているのだろうか、という思いがよぎり、翻《ひるがえ》って自分はどうだろうと考える。

なぜ、自分はここにいるのだろう。

ヤスさんの冥福を祈るため、家族に謝罪の意を表すため、自分の気持ちを慰めるため、あるいはヤスさんが生きていた空間で彼女の気持ちを考えるため、いろいろな気持ちが混ざり合っている。

焼香が始まった。一般の列に加わり、空を見上げるとふわりとした雪が舞い降りてきた。冷気が辺りを包み込み、読経が透き通って伝わってくる。

夫と長男夫婦は正坐して弔問客《ちょうもんきゃく》を迎え、そこで交わされる言葉からは自殺は伏せられて病死とされていることがうかがえた。

焼香のあと、私は小さな声で「至りませんで」とだけ挨拶し、外へ出た。

地面も待たせていたタクシーも雪ですっかり白くなっていた。駅に向かう途中、運転手は何か話しかけたそうな素振りを見せたが、私は気付かないふりをしてじっと外を見つめていた。

彼女はこの道を、峠のトンネルをどのような気持ちで通ったのだろうか。

彼女が生きてこの地に帰ることはなかったが、魂は救急室から瞬時に帰ってきたことだろう。

もしかしたら彼女は魂で家に帰ることを選んだのかもしれないとふと思ったが、それも勝手な解釈でしかないことに思い至る。

夫は病院を去る時、「きっと妻は病弱な体で72年も生きることができて良かったと思っているだろう」と私に声をかけてくれ、彼女もいつかそんなことを言っていたのを思い出した。

自殺した患者たちを生涯忘れることはできないだろう。

彼《か》の人々は今もその日の姿のまま、私の心の中に佇《たたず》んでいる。

そして私は答えのない問いを考え続けている。

15 教授の遺言
後書きに代えて

高名な外科教授が入院し、当時下っ端だった私は毎日点滴のために訪室した。ドアをノックして「どうぞ」という声を確認し、深呼吸してから部屋に入ると、透き通った張り詰めた空気に圧倒され、私はこれが威厳というものだろうかと思った。教授は私にも看護師にも丁寧《ていねい》で紳士的だった。

点滴が始まって1週間が過ぎた頃、いつものように点滴針を固定し終わり、一礼して部屋を出ようとした私に、教授が話しかけた。

「君は点滴が上手だね」

雲の上のような存在の教授が褒《ほ》めてくれた、それだけで私は舞い上がってしまった。

教授はゆっくりと言葉を続けた。

「私たちが点滴をした時代は、もう何十年も前になるかな。針は使い捨てではなくて消毒して使ったものだ。切れが悪くてね、きっと刺される方は痛かっただろうねえ、注射される身になって思い出したよ」

腹水で呼吸が苦しいのだろうか、教授は一呼吸おいた。

「たくさんの人を手術してきた私が手術を受けることができないのは残念だよ。自分が専門としてきた病気で手術を受けることが、外科医の自分にとって締めくくりだと思ってきたのに、それだけが心残りだ」

教授は彼が専門としてきた肝癌であったが、手術は不可能だった。

「いや、残念だよ。君たちはこれからだね。立派なドクターになりなさいね」

教授は孫を見るような優しいまなざしで私を見つめた。

私は「はい」と返事するのがやっとだった。

やがて教授は従容として、この世を去った。

私の心には、その時の先生の姿が今も宿っている。

そして、専門としてきた病気で患者さんと同じ経験をして旅立ったならば、自分の人生が完結し、見送ってきた患者さんに胸を張って会えるのではないかと思っている。

著者紹介

桂真風（かつら・まじ）

関西在住の一開業医

Passengers　過《す》ぎ去《さ》りし人《ひと》たちへのレクイエム

2021年11月22日　第1刷発行

著　者　　桂真風
発行人　　久保田貴幸

発行元　　株式会社 幻冬舎メディアコンサルティング
〒151-0051　東京都渋谷区千駄ヶ谷4-9-7
電話　03-5411-6440（編集）

発売元　　株式会社 幻冬舎
〒151-0051　東京都渋谷区千駄ヶ谷4-9-7
電話　03-5411-6222（営業）

印刷・製本　中央精版印刷株式会社
装　丁　　野口萌

検印廃止

Printed in Japan
ISBN 978-4-344-93646-1 C0095
幻冬舎メディアコンサルティングHP
http://www.gentosha-mc.com/